医患关系
评价体系及对策研究

雷 慧　郭田荣　主编

化学工业出版社

·北京·

医患关系是医疗活动过程中最重要的人际关系，直接影响治疗效果和医患双方的情感体验。本书首先介绍了医患关系的历史沿革，比较国内外医患关系的特点，从医患关系的理论、模式揭示医患关系的本质。然后在此理论基础上采用科学的研究方法，调查河北省及相关省市公立医院医患关系现况，从社会、医方、患方角度分析影响医患关系的因素。最后结合近年来我国公立医院综合改革的文件精神，提出改善我国医患关系现况的建设性意见，为我国公立医院综合改革的进一步实施和发展提供参考和资料。

本书适合医院各级管理人员、医院管理相关学者、医疗政策制定者、医疗卫生从业者阅读参考。

图书在版编目（CIP）数据

医患关系评价体系及对策研究、雷慧，郭田荣主编．—北京：化学工业出版社，2018.9
ISBN 978-7-122-32426-9

Ⅰ.①医…　Ⅱ.①雷…　②郭…　Ⅲ.①医院-人间关系-研究　Ⅳ.①R197.322

中国版本图书馆 CIP 数据核字（2018）第 135385 号

责任编辑：邱飞婵　　　　　　　　　文字编辑：向　东
责任校对：边　涛　　　　　　　　　装帧设计：关　飞

出版发行：化学工业出版社（北京市东城区青年湖南街 13 号　邮政编码 100011）
印　　装：中煤（北京）印务有限公司
710mm×1000mm　1/16　印张 14　字数 197 千字　2018 年 9 月北京第 1 版第 1 次印刷

购书咨询：010-64518888(传真：010-64519686)　售后服务：010-64518899
网　　址：http://www.cip.com.cn
凡购买本书，如有缺损质量问题，本社销售中心负责调换。

定　　价：59.00 元　　　　　　　　　　　　　　　版权所有　违者必究

编写人员

主　　编　雷慧　郭田荣

副 主 编　贾秀忠　辛小林　段　莉　张　荣

编　　者　（按姓氏笔画排序）

　　　　　马桂云　王永峰　白雪冬　华正祥

　　　　　肖爱祥　佟　颖　辛小林　沈亚丽

　　　　　张　荣　武莉莉　金　悦　段　莉

　　　　　贾秀忠　徐晓惠　高云峰　郭田荣

　　　　　韩淑丽　焦淑芬　雷　慧　颛孙海红

前言

医患关系作为医护人员与患者或家属的特殊的人际关系，具有时代的特点。医患关系的好坏与特定社会历史时期的政治、经济、文化、意识形态、宗教信仰、医疗体制、法律以及老百姓的知识层次和公共意识等因素密切相关。因此，研究医患关系不能脱离上述因素。孤立、单纯地探讨医患关系势必不能真正解决医患关系中出现的问题。

近20～30年来，随着改革开放政策的深入展开，我国各行各业有了快速的发展，特别是在经济、科学技术等方面取得了可喜的成果。然而医疗服务行业受市场经济的影响，一段时间内局部存在以追逐经济效益为导向的错误倾向，医院愈办愈大，大医院人满为患；老百姓看病难，看病贵；再加上社会矛盾的转化，很容易使原本因病而痛苦的患者雪上加霜，激化医患之间的矛盾。

本研究历经5年时间，以河北省公立医院（包括综合医院和精神病医院）作为切入点，先后分别申请并完成了"2014年承德市社会科学联合会重点课题""2014年河北省教育厅人文社会科学重大课题攻关项目"。

本书围绕上述课题的研究过程和成果编撰而成。首先是文献性研究，在广泛查阅国内外有关医患关系的文献资料的基础上，对比分析各国医患关系现况的历史沿革及时代特点，并明确有关医患关系的操作性定义。然后是调查性研究，以河北省及相关省市公立医院的医护人员及患者和家属作为研究对象，制订医患关系的评价工具，并用之进行大样本调查。在此基础上分析得出影响医患关系的因素。最后是理论升华，以调查数据为依据，结合近年来我国公立医院综合改革的文件精神，并参考国外医疗服务改革的成功经验，撰写我国公立医院综合改革的可行性报告，为改善医患关系现状提出建设性意见。

本研究的目的旨在努力还医院一片宁静，还医生一份尊严，还社会一个公道，并为政府职能部门制定相关医改政策提供理论依据，向老百姓交上一份满意的答卷。

　　国家的医疗体制像一棵大树的树根，它决定着大树的发育走向。医院管理相当于树干和树枝，它奠定了整个大树的形象。医护人员的能力和素质就像大树的花朵和果实，它为人们提供营养。患者和家属像社区中围绕大树居住的居民。居民在空气新鲜、植被良好的社区环境中生活，就像患者与医护人员所形成的医患关系，它需要医患双方共同努力，精心维护，保持新鲜。

雷慧

2017 年 11 月 16 日

河北省教育厅人文社会科学重大课题攻关项目

课题立项编号：ZD201433

目录

第三章　医患关系测评工具的研制　/40

第四章　我国部分省市医患关系现况调查及影响因素分析 /125

第一章

国内外医患关系的对比研究

第一节 ┃ 医患关系的历史沿革

医学是具有自然科学和社会科学双重属性的科学，医患关系属于医学社会学范畴，随着社会的发展而不断变化。在不同的历史时期，由于社会经济发展水平、科学技术水平、人们的认识能力、思想道德观念、价值追求等因素不同，从而形成了不同的医患关系，表现出不同的历史特征。医学的发展经历了古代医学、近代医学和现代医学的发展历程，在每个发展阶段的医患关系也必然深深地打上时代的烙印。因此我们说医患关系是随着时代的变革而出现，并有着与生产力发展水平相适应的表现形式。

医患关系是社会关系，是人们在看病就医过程中形成的一种极其复杂的社会关系。尤其在近代，随着社会生产力的大幅度提高，生产的社会化程度越来越高，社会分工也愈来愈细，传统的医患关系已经消失，代之以现代的一种复杂的人与人之间的社会关系，称为现代医患关系。如果我们不能认清医患关系的变化，就不可能清晰地分析当今医患之间的矛盾，更谈不上构建和谐的医患关系和促进卫生事业的发展。

一、 早期医患关系的形成

1. 古希腊、 罗马时期的医患关系

古希腊最早的医生来自于古埃及，而古罗马医生来自于对古希腊的征服和掠夺，所以在医学职业的发展上，古希腊、罗马之间是一个不曾间断的传承过程。在古希腊，"医学被认为是一种急切的需要，而不是一种崇高的活动。因此，医生没有其他的义不容辞的义务，也没有其他的个人品德被要求"。古希腊人对医生职业认知很明确：医生和铁匠、铜匠等其他手艺人一样，将职业作为谋生的手段，其社会地位并不高。特别在古罗马的希腊化时代，从事医生职业的是奴隶、被释放的奴隶或社会下层公民。

医生以医术挣钱并非不道德或为世人指责。这恐怕是避免医患冲突的一个基本点。古希腊、罗马时期的医生医疗技术、知识能力并不一定比患者本人多，但当时的医学与巫术之间的联系使其具有某种神秘性，这是患者对医生职业保持信任，也是该职业主要的保护机制。

2. 古代中国的医患关系状况

研究中国古代医患关系，在时间段上是从西周一直延续到清代，其间医生职业与医患关系状况保持着相对的稳定状态。古代中国医生可分两类群体：一类是享有政府俸禄的官医，医患之间是仆主关系；另一类是民间医生。春秋晚期，周王室的衰微，官府医生流落民间。"私人习医承技之机会因贵族工艺之家的流散而相对增加"。民间医生属于游走艺人，自由行医，政府对民间医生没有管理，不颁发行医执照，民间医生良莠不齐，可分为四类：良医（大医/明医）、名医、庸医和巫医。在此"医之高下不齐"的背景下，中国古代病人如果想通过医生得到或恢复健康，必须具备高超的择医水平。之所以鼓励择医，即在于个别大医、名医无法控制同行的技术和品行。儒家文化传统及其义利观使人们相信"医乃仁术"的观念，不认同医者重利的现象，既然病家要对医生付以报酬，病家就有理由对医生"呼之即来，挥之即去"，在实践中降低了对医生职业和医生个人的信任，因而无论是官医或民间医生，都没有特权，社会地位也不高。加之古代医疗技术本身的局限，在"传统的医患关系结构中，医疗的主体是病人，病人自由择医求治，甚至全家参与诊疗过程也是常见的现象"。结果中国古代的医患关系状况是："没有信仰的病人和不需负责任的医生"。尽管如此，中国古代医患关系在此基础上也是保持着一种稳态，一种动态平衡。但随着西医的介入，其终止了该平衡状态。

以上可以看出，在远古时期，由于医学尚处于萌芽状态和形成的初期，还没有成为一种特殊的社会职业，医生与患者相互都处于不稳定、不明显的关系状态，所以这时还谈不上稳定明确的医患关系。古代的医患关系主要具有以下三个特点：其一，由于古代医学是经验医学，医者从了解病情、提出诊断意见到实施治疗等，往往都是医者亲自诊察，没有第三者

（如各种器械设备）的介入。医患双方直接交往容易、关系密切。如中医的"望、闻、问、切"的方法，就是以医生直接接触患者为前提的。其二，由于当时的医学还处于自然哲学状态，没有从其他科学中分离出来，也不存在医学的分科，因而任何一个医生对患者的任何疾病都需要全面考虑和负责，患者往往把自己的生命和健康寄托于某一个接诊的医生，而该医生也就单独地承担起诊治患者的全部医疗责任。这样就容易形成医患关系在某种程度上的稳定性和单一性。其三，在古代美德论和义务论规范下的医患关系，从医者把"仁爱救人"作为行医的基本信条，把治病救人作为自己应尽的义务和美德，认为精研医学之目的就是"上以疗君亲之疾，下以救贫贱之厄，中以保身长全，以养其生"（《伤寒杂病论》序）。这种思想道德观念成为从医者积极、主动医治患者的内在动力。

二、 近代医患关系的变化

近代医患关系的发展是传统医患关系向现代医患关系的过渡时期，无论是在欧美国家的西医学还是在中国的中医，都在经历医患关系的急剧变化期。对欧美医学职业而言，正在为进入医患关系的"黄金时代"做准备性工作；对近代中国医学职业而言，伴随着西医的进入而引发中西医论争背景下原有医患关系的分裂和重组。

1. 西方医患关系在近代的转变

近代是西方医学及医患关系发展的关键时期，随着自然科学的发展、实验医学和医院机构的出现，近代医学科学得到了进一步的发展。在此基础上，随着医学界精英阶层的职业反思及由此引发的"视病人为人的运动"和医学职业的专业化，成为影响欧美医患关系的核心力量。

（1）医界职业反思的作用　《剑桥医学史》的作者罗伊·波特指出：近代医学与传统医学的区别是医生成为"科学人"，病人得到尊重。自然科学的发展、实验医学的建立，使医学逐步成为科学，医生逐步成为"科学人"。随着医学科学对疾病原理的揭示，医学界的精英阶层认识到传统医学在治疗人类疾病方面的错误和无能，治疗怀疑论成为19世纪40年代欧洲大陆医学界的潮流，蔓延至美国医学界。许多人反对诸如放血、通便等传统经典的治疗方法，而主张"自然的治愈方式"。

治疗怀疑论是西方医学界对医学职业的第二次理性思考。第一次反省是以希波克拉底、胡弗兰德等为代表提出的"医生的唯一目的是为病人谋幸福；医生活着不是为自己而是为了别人，这是职业的性质决定的"等价值观念，没有为医学职业团体普遍认同。而近代医学发展中的治疗怀疑论是欧美医学界精英阶层集体对医学职业的理性反思，目的旨在提高医学的地位，获得社会、病人对医学专业的肯定。之后医学界出现了"视病人为人的运动"，"好的医生是治疗疾病，而伟大的医生是治疗患病的人"的观念，尊重病人逐渐成为近现代欧美医学界的职业习惯，这是医患关系的进步。

（2）医学职业专业化　希波克拉底学派的医学团体组织形式可以被认为是医学职业专业化的源头，医学行会的组织形式对行会成员产生了作用，使"他们情不自禁地依附于这个整体，与其休戚与共，用行动去报答它……这种对超出个体范围的事物的依附，对个体所属的群体利益的依附，是所有道德活动的源泉"。职业共同体利益意识与专业伦理规范的形成之间的互动，逐步使医生组织成为一个具有专业特征的群体，提升了医学职业的社会地位，这是医学职业专业化的第一步。使医学专业化的第二步得益于欧美国家正规的、专门化的医学教育的发展和医学教育标准的确立。英国是17世纪末和整个18世纪的医学教育中心；法国是19世纪中叶的欧洲医学教育中心；19世纪的最后20余年，德国承担了医学科学发展的领导角色，柏林成为外国学生特别是美国学生聚集的医学知识中心；美国是20世纪世界医学科学和教育的中心。受过系统医学教育的医生比依靠传统师承或没有任何教育的医生更有能力开业，并很快成为职业中有威望的精英；医学教育和教育标准控制使医学具备了专业化的知识体系，外界对医学职业的判断权利减弱或失效了，医学职业自治成为其重要的职业特征；向医生颁发执照的管理形式，在很大程度上将不合格的医生排除在医疗职业之外，医学职业专业化达到了一个高峰。

专业化之后的医学职业声望为从业者带来了稳定的高收入，获得了许多特别权威，病人群体开始由医患关系中的强势群体逐步向弱势群体转变。医生所具有的权威及"视病人为人"的观念指导行为，使患者产生对医生角色的信任和顺从。近代西方医患关系的印象是："充满同情心的医生和对医生充满信任的病人"。

2. 近代中国医患关系的变化

16世纪以来，西方传教士以"义务传教"的形式逐渐将西方医学传入中国。西方医学的进入促使中国社会重新界定身体、疾病、卫生观念和行为，也改变了中国古代医患关系原有的平衡状态。西医学在治疗很多常见疾病方面的效力赢得了越来越多病人的认同，也得到了来自政治方面和中国社会上层人士的支持。西医成为中医强劲的竞争对手，20世纪初期中医地位岌岌可危，西医逐步主导医疗卫生工作，中国病人的就医对象由中医师换成了西医师，就医场所由家庭转入医院。随着西医凭借其现代技术在中国逐步建立起的文化权威，中国人学会了如何扮演一个"现代病人"的角色。所谓现代病人要能忍耐并接受医院作为医疗的主要场地。习惯于在家庭中指挥医生的中国病人及其家属与医生之间的"权利关系"发生"大逆转"，开始默受了医生对疾病治疗的决定权，病人也开始在一定程度上信任医生。1929年西医余岩提出"废止中医案"，最终改变了中医在中国传统医疗体系中的中心位置。经过中西医之争及"废止中医案"运动，反而增加了中国人对中医的支持和认同，当然这种转变也许是民族情结的作用，而不是中医技术水平的提高和医生职业道德素质的改善。

近代中国医患关系处在一个充满无数变数、并无定势的时期。在中西医论争的背景下，医患之间进入了一个诉讼高发期。较多的医疗诉讼和纠纷或许可以是一个反映医患关系状况的指标，但却不能揭示近代医患关系的真实状况。更准确地说，近代中国医患关系折射的是中医与西医的关系。

以上可以说明近代医患关系与古代医患关系相比已发生了深刻的变化，这表现在以下三个方面：其一，在近代医学中，由于实验医学的特点，在医疗活动中大量地采用物理、化学等诊疗设备，改变了经验医学时期的治疗方法。医生对患者诊疗时,对这些设备产生了很大的依赖性,它如同屏障,成为医患交往中的媒介。这样,医患双方相互交流的机会减少,淡化了双方感情,使医患关系在某种程度上被物化了。其二,由于近代医学的分科越来越细,医生日益专科化,这就势必造成一个医生只对某一种疾病或患者的某一部位病变负责,而不能对患者整体负责,患者的健康和生命需要由多个医生、护士和其他人员共同承担。同时,随着医院和病房的出现,患者集中于医院治疗,表面上医患处于同一空间,交往似乎密切了,但实际上,为同一患者诊治的不可能只是一位医生,患者本人也不希望只由一位医生来负责整个诊治过程。这样以往的稳定联系就分解成为许多头绪,双方的情感联系也相对减弱了。其三,以生物学为基础的近代医学,为了探索疾病的生物因素,往往把某种疾病的特定疾病因素从患者整体中分离出去,舍去了疾患的社会、心理因素,孤立地研究病因。这样,在医生看来患者只是试管里、显微镜下的血液、尿液、细胞和各种形态的标本,而活生生的完整的人的形象似乎已经完全消失了。这样疾病便从患者身上分离出来作为医生研究的对象,医术也从医生身上分离出来成为治疗疾病的一种手段。医患双方人与人之间的关系被医术与疾病的关系代替了。但是,近代医学科学的发展,使人们在认识疾病和战胜疾病中获得了有力的武器,它对于促进人类健康,推动社会发展起到了积极作用。

三、 现代医患关系状况

西医学逐步在全世界绝大多数国家的医疗卫生领域中占据了主导地位,所以在某种程度上,各国的医患关系在现代社会中的表现具有某些同质性,但由于各国的文化传统和医疗卫生体制的差异,使得现代医患关系在不同国家呈现的问题也略有不同。

1. 欧美现代医患关系概况

自 20 世纪后半叶以来,医学及医疗保健服务行业,以经济为目的的行为动机愈发明显,医疗费用的快速增长对各国卫生保障能力提出挑战。公众对医学界的怀疑态度越来越强烈。医学越来越像一项商业活动而非人道的事业，医生不似以前那样对待病人，医患关系中的某些特质在改变。

欧美国家主要由政府、病人组织对医疗职业的越来越严厉的管理、控制，医药企业、医疗机构和医务人员对利益强烈的追求，两个方面存在利益博弈。欧美大多数国家以第三方付费的方式承担医疗服务的成本，在一定程度上降低了医患之间发生直接利益冲突的概率。

欧美国家医患之间的利益冲突看似不明显，但是各群体利益冲突不断增加。如政府、医疗保险公司等第三方付费组织加大了对医学职业自治权的部分剥夺、管理和限制，医学职业通过专业化过程获得的权威与特权正被"意外地、有目的地和有针对性地"削弱，标志着医学职业令人炫目的诸多特征的减弱。去专业化趋势使医学职业的专业自治权受到削弱，并且使医学职业对患者群体的控制减少。政府对卫生保健领域的控制政策和医学职业中日益增长的利益趋向，导致医学职业中追求形式合理性（强调规则、法规和效率）而脱离实质合理性（强调为病人服务的理想）的做法，必将影响现代医患关系。

2. 中国现代医患关系概况

中国现代医患关系可以分为两个阶段：从 1949 年到 20 世纪 80 年代初期，是中国现代医患关系平稳发展期。中华人民共和国的成立，使每个人在事实上都进入了公费医疗体系之中，虽然每个人能够真正享受到的医疗服务的水平不高且有差异，人们对医疗卫生保健服务保持着较高的满意度。各群体缺少利益的诱导，加之强大的思想政治教育，中国的医患关系此阶段保持了相对和谐的状态，在城乡，医生和患者的关系基本上是熟人社会关系，这都是医患关系良好的重要原因。20 世纪 80 年代中期以后，中国医患关系开始经历变化。首先是医疗卫生服务机构的市场化改革。其次，患者因医务人员对利益的追求而产生不信任感，在近代医患关系中逐步建立起来的医生权威遭遇新的危机。再次，一段时间内的卫生体制设计中存在一些问题。医患之间的直接利益冲突急剧恶化了当代中国医患关系。

现代医患关系的主要特点是：其一，强调尊重患者的生命价值。当今社会对人的认识和理解越来越深刻，人的权利意识和参与意识不断增强，人类社会历史总的趋势是越来越尊重人。体现在医疗关系中，就是要尊重人的生命和医疗权利，尊重人的尊严。人的生命不仅仅指其生物学生命，更重要的是社会生命。依据生物-心理-社会医学模式，把患者看作是一个完整的人，既重视生理治疗，也重视心理治疗。其二，确立双向作用的医患关系。传统生物医学模式下的医患关系是单向型的，只讲医者对患者的道德义务。当今社会强调人的权利，重视患者的地位和自主权利，使单向医患关系转为双向医患关系。医疗活动已不仅是医者向患者实施道德义务，而是患者应该享受和保证的一种基本权利。这种双向作用的医患关系，有利于提高医疗质量。其三，扩大医疗服务的范围。医学科学的发展，一方面向微观深入，也就是向亚细胞、分子、量子层次的生命活动和疾病过程的内在机理深入；另一方面，从宏观来看，医学又在更高的层次上把人当作一个整体来认识，把人看作包括自然环境在内的生态系统的一个组成部分。从生理学、心理学、社会学、伦理学等不同层次来观察人类的健康和疾病，运用科学的综合措施来防治疾病，增强体质。这些表明，现代医学科学发展必将克服近代医患关系中的种种弊端。一种新型的、道德的医患关系必然能使医患双方在诊治上都感到满意。

第二节 | 国内外医患关系对比分析

医患关系是近年来人们关注的热点话题，因为它关系到我们每个人的生老病死。特别是近年来，我国的医患暴力冲突不断，一些恶性事件的发生，让人担心，更让人痛心。2017 年的政府工作报告明确提出，要推进健康中国建设，并且把构建和谐医患关系列为重点工作任务。那么，我国医患关系紧张的原因到底是什么？通过与部分发达国家从政府投入、医疗卫生制度建设、医疗纠纷处理方式等方面对医患关系影响的对比分析和研究，期望对当前我国的医患关系有一个明晰的认识，并为进一步改善我国的医患关系提供思路和启迪。

一、 政府对医疗卫生事业的投入方面

根据世界银行2012年公布的收入分组标准，将中高收入国家界定为人均国民收入在4086～12615美元的国家。2013年我国人均国民收入为6740美元，已经进入中高收入国家行列。在53个中高收入国家中，2013年我国卫生总费用占GDP的比重（5.6％）排在倒数第18位，政府卫生支出占卫生总费用比重我国排名倒数第17位，我国人均卫生支出为367美元，低于中高收入国家平均水平（477美元），位于倒数第19位。

二、 医疗卫生制度建设方面

1. 公立医院管理模式

我国公立医院被定位在非营利医院，由国家或地方政府投入建设，医院的收入主要来自于社会医疗保险、患者缴费和政府补贴，医院医疗亏损部分自行负担。

日本的公立医院一般为非营利医院，由国家或地方政府投入建设，医院的收入主要来自医疗保险和政府补贴。医院医疗亏损部分由政府补贴，医院强调医疗服务质量和水平，不必多检查、多开药、搞创收。

英国、南非、巴西、古巴、印度、澳大利亚，政府为医疗卫生服务买单，直接建立公立医院或者间接全额购买医疗卫生服务，以保障全体国民可以享受免费或者低收费的基本医疗卫生服务。政府既是医疗服务的提供者，又是购买者，通过税收来筹集医疗资金、支付医疗费用。该模式的主要方针就是公平地为全体国民提供基本医疗卫生服务。中国香港特别行政区也基本采用这种模式。

德国公立医院主要是由政府、社会团体或社会保险机构提供资金开办，公立医院的资金来源包括政府投入的公共资金、社会保险、私人保险、社会救济（教会、慈善机构捐款）等多方面，以政府投入为主。医院

一方面通过州政府取得政府投资，用于开办费用以及大型仪器设备的购置，政府对医院规模的扩大或大型设备的购置有严格的审批制度；另一方面通过疾病保险基金取得经营费用，维持医院的日常运行。

美国各级政府根据公立医院向弱势群体提供医疗卫生服务的数量或免费医疗服务的质量对公立医院进行补助和资金补偿。公立医院主要筹资和补偿大部分是政府投入、国家医疗救助项目的资金，还有一部分来源于自费患者的医疗收入和商业保险的补偿。

新加坡的医疗保障体制是由税收融资、强制性储蓄、保险和根据个人经济状况而给予补助所组成。其中以强制性储蓄，即医疗储蓄账户为主，税收融资由政府将资金划拨给公立医院，用以补助那些无力支付全部医疗费用的人。

2. 医药管理体制

我国政府过去允许公立医院在药品进价基础上加价 15％销售，以弥补政府投入不足和医院运行成本损耗。国家于 2017 年全面取消了药品加成这一政策，取消药品加成后减少的合理收入，通过医疗服务价格调整补偿 90％，财政按照原供给渠道补偿 10％。我国药品价格由政府审定。公立医院药品实行政府招标准入制度。

日本医院无药物加成制度，药物基准制度规定了医疗保险可以使用的药物品种及结算价格，药品价格则由市场主导，每种药物的生产厂家很少，《药典》上都标明生产厂家。日本医务人员属公务员，接诊和开药多少与收入不挂钩。为减少医院药房的人员成本，社会药房调剂处方的比例很高，医生多开、乱开药现象较少。但体现医疗、护理价值的收费标准很高。

英国通过控制药品生产利润水平来间接控制药品价格。英国政府限制制药公司的销售利润，所采取的措施往往要征求制药公司的意见。制药公司的净利润只能占投资额的 17％～21％，最高利润不得超过目标利润的 25％左右，否则必须使药品降价或将超额利润上缴卫生部。对于通用处方药，英国政府采取最高限价管理。

美国的药品价格是通过市场竞争来确定的自由定价，政府不制定药品的价格。但是医疗保险组织不是任由药品价格上涨，而是采取积极的应对措施控制药品价格。药价主要由各商业医疗保险公司与药品生产或批发企业谈判或集中采购制定，卫生保健组织和药品利益管理公司已成为美国主要的私人大批量购药者。一次大批量地购药可以享受较高的折扣。政府医疗保险项目均采取一定的价格控制措施，如强制折扣、限价政策等。如果药品销售价与药品平均出厂价之间的价差超过 15%，则按照超过 15% 的数额提供折扣。对于价格上涨超过消费品价格指数的药品，企业必须进一步给予价格折扣。

3. 医疗保险制度

我国医疗保险实行的是城镇职工基本医疗保险、城乡居民基本医疗保险为主，商业医疗保险补充的多层次保障体制。城镇职工基本医疗保险实行的是统筹和个人账户相结合的模式，基本医疗保险费由用人单位和从业人员共同缴纳。其中用人单位按本单位从业人员月工资总额的 5%～7% 缴纳，从业人员缴纳基本医疗保险费费率不低于本人月工资总额的 2%。个人缴纳部分全部用于建立个人账户，用于门诊就医、药店购药、住院费用的自费部分。城乡居民基本医疗保险筹资方式为政府补助、个人缴费、集体扶持。根据 2017 年国家公布的原则，年人均筹资 630 元左右，其中政府补助 450 元，个人缴费 180 元。城乡居民基本医疗保险不建立个人账户，基金用于住院和门诊费用的支付。

日本的国民健康医疗保险以家庭为单位加入，门诊和住院诊治均可用该保险，报销比例一样。对老年和儿童报销比例还有一定的政策倾斜。患者负担的医疗费用设立上限，每月在同一医疗机构支付超过一定额度，可申请高额医疗费补助。超出部分由保险基金承担。日本公营保险中除公营医疗保险外，还有介护保险和高额疗养费控除制度，所以医疗费用越多，患者自付比例越小。

英国实行的是国家保健服务制度（National Health Service，NHS），属于典型的全民医疗制度，是在 1942 年著名的贝弗里奇报告基础上，依据英国《国家卫生服务法》于 1948 年建立起来的。主要强调国家中央集权控制卫生资源，主要特征是国家财政预算在卫生保健方面的投入占卫生经费的 90％以上，居民享受免费程度很高的医疗卫生服务。

新加坡实行的是储蓄型医疗保险。根据这一制度，有薪金收入的新加坡人都必须按月缴纳国家设立的中央公积金。中央公积金是一种强制性的社会保险制度。凡是受薪人士，不论是公务员、雇主，还是雇员、个体从业人员，都必须加入这项国民储蓄计划。中央公积金局为每个成员都设立了普通、医疗和特别三个账户。缴交率为 40％，其中 30％归普通账户，可提取用于本人退休生活开支、购房、投资、公积金保险和教育费用等；6％归医疗储蓄账户，可提取用于本人和直系亲属的医疗和医疗保险费用；4％归入特别账户，用于老年和应急开支。

美国实行的是商业医疗保险制度。其医疗保障体系主要由三大部分构成：政府性的社会医疗保障计划（穷人的医疗救助和老人、残疾人的医疗照顾）、雇主型医疗保险计划及个人投保的商业医疗保险计划。政府性的医疗保险计划主要包括：为 65 岁以上老人提供的医疗保障计划和为穷人提供的医疗救助计划。目前，美国 80％以上的人口参加了各种各样的医疗保险，80％的医疗总费用由医疗保险组织支付。

三、 医疗纠纷处理方式

1. 中国的医疗纠纷处理方式

2002 年国务院针对医患关系状况出台了《医疗事故处理条例》，对医疗纠纷处理提出了 3 种处理方式，即协商解决、行政调解和民事诉讼。从多年的运行状况来看，协商和行政调解所占比例一直比较高，但是近些年诉讼方式的选择呈不断上升趋势。

（1）协商解决　由于医患双方信息量不对称，医方具有强大的组织动员能力和资源，使得医疗纠纷发生后，患者和家属无法获得尊重及对等的协商地位。

（2）行政调解　目前，卫生行政部门主持进行调解时，经当事人申请在医患双方完全自愿的前提下，不再对鉴定为医疗事故的纠纷做有关赔偿数额的行政处理，仅就经济赔偿纠纷问题进行调解。

（3）民事诉讼　法院诉讼是解决民事纠纷的基本方式，是处理医疗纠纷的最终途径。

2. 日本的医患纠纷解决机制

（1）当事人之间的对话解决　主要针对责任非常明确的纠纷案件。简单易行，节省时间和费用。但是医疗机构从各种意义上说占有优势，所以只有在责任非常明显的情况下才会采用这种方式。

（2）通过法院调解和诉讼解决　医疗纠纷追究的主要责任类型为民事责任，但对严重的医疗事故可以提起刑事诉讼。

（3）医师协会的解决　日本医师协会医师赔偿责任保险，其资金来源于医师会员的会费收入，对已参保的协会会员的医疗过失负有赔偿责任。日本医师协会、都道府县医师会内部设立了医患纠纷处理委员会。都道府县医师协会并设有调查委员会和鉴定委员会，均由医学专家和律师组成。一旦出现医疗纠纷，医师协会可以起到仲裁作用，为医患纠纷的解决提供良好途径。

3. 美国的医疗纠纷处理方式

美国医疗方面的立法、保险及相关配套措施较为完备。美国医生如果造成医疗事故，患者及其家属不能直接与医生交涉，应到法院对其提出控告，医生并不直接出庭，而是由他们的保险公司出面与控方进行交涉，并在败诉后支付费用给患者或家属。在普遍实行民事诉讼之外的法庭外纠纷解决模式下，2003年美国众议院通过了一项限制医疗过失损害赔偿金的法案，它是依据加利福尼亚州《医疗损害赔偿改革法》（MICRA）制定的。该法案的核心条款是将因医疗过失的一般损害赔偿即非财产损害赔偿的上限确定为25万美元，其目的是为了使医生免于高额的损害赔偿金和保险费，使其能够正常执业。此外，MICRA承认仲裁解决医疗纠纷的效力。仲裁委员会由具有丰富的处理医疗过失损害赔偿案件经验的退休法官和律师组成，他们会帮助受害者和医生或者医院找到解决问题的办法。由于这些仲裁员都是谨慎裁决的典范，因此，仲裁成为解决医疗损害赔偿案件的重要途径之一。

4. 英国的医患纠纷处理方式

对已经产生的医疗纠纷，英国实行的是以三级投诉为主、法院裁决为辅的医患制度。如果患者对医生或医院的医疗行为不满意，首先，可以直接向提供医疗服务的机构投诉，院方可以让有关责任人向患者口头答复，或进行调解，或下令进行深入调查等；如患者不满意，可要求对其投诉进行独立审查，这一般由院方或医疗主管部门的召集人牵头，与独立的非专业人士磋商后，成立一个专门小组对投诉进行研究，将投诉转回原医疗机构，责令其解决问题；如果此时患者对投诉处理结果仍不满意，他还可以继续向医疗巡视官投诉。医疗巡视官独立于医疗机构和政府，他可以依法对投诉做最后裁决。但现行的医疗纠纷投诉程序并不涉及对医疗事故的赔偿问题。如果患者要进行索赔，只能向法院提出诉讼，能否得到赔偿、赔偿多少都需要通过诉讼程序最后由法院裁定。

英国目前已有一个比较完整的医保体系，其设有医疗意外处理保险、医生责任保险、医疗民事赔偿制度、侵权诉讼、独立医疗意外鉴定委员会、医生问题的公众监督委员会。通过这个体系，大多数医疗纠纷没有进入司法程序就被解决了，小部分通过保险索赔和侵权诉讼也可以得到最终解决。与保险公司联手普遍实行医生职业风险社会化，一旦发生医疗事故，患者可直接向保险公司索取经济赔偿，这对医生个人和医院均起到很好的保护作用。

四、 医疗服务措施

1. 中国

目前我国正在推行以医联体方式、强化基层医疗机构建设为主的医疗资源向基层倾斜的改革措施，还在居民家庭中积极倡导和推行家庭医生签约制。这些措施是为了解决当前大医院患者多、医疗资源分布不均衡等问题，以推动分级诊疗、满足人们多样化的健康需求。

2. 英国

首先，英国实行的是社区化医疗服务，每一社区都有自己的社区卫生服务（community health service，CHS）中心，CHS 中心承担全体居民的各项初级卫生保健工作，包括：传染病、慢性非传染性疾病的治疗，意外伤害的预防，疾病的初级诊疗和持续性照料，慢性病的管理（如哮喘等），社区的现场急救医疗，社区、家庭的护理，妇女产前、产后保健，儿童保健，老年人保健，重点人群的疾病筛查，社区康复，健康教育的咨询指导，计划生育指导，并协调和指导有关护士提供相应的卫生服务等。每个中心一般覆盖 1 万名左右的居民，社区实行全科门诊，如有特殊情况，可以随时找到医师。除全科门诊外，还根据本地的疾病流行及诊疗、防治等需要，开设一些专科门诊，如：哮喘病、糖尿病管理门诊，儿童发育监测及计划免疫门诊，良好母亲门诊（包括避孕指导、妇科健康检查等）。正是这种完善的初级卫生保健服务，造就了"社区医生和本区患者"这一新型医患关系，使患者的利益在最大程度上得到了保障，同时也增强了医务人员的服务意识和责任意识，从而使传统的医患关系得到了进一步的优化。

其次，是全科医生（general practitioner，GP）与患者的关系。在英国，患者一般都会选择在社区全科医生处登记注册，并与该医生保持长期稳定的医疗保健关系。全科医生与患者之间实行双向选择，每个全科医生平均注册 2000 名居民。这些全科医生为其注册的患者提供全过程、全方位的基础医疗服务，内容包括疾病诊治、健康保健、疾病监测、患者转诊等。这使全科医生可以长期地了解患者的健康状况，并及时对相应患者提出及时、个体化的治疗和预防措施，从而使得全科医生可以全方位地关注到患者的健康，并可以有针对性地指导患者采取预防保健措施。当社区医生对患者的病情不能确诊或治疗时，再由社区医生联系转往其他医院。全科医生按注册的患者数、服务的范围及其质量，获得相应的报酬。报酬由政府发放，与医生所开的处方、药物没有直接关系。

英国一般的医院均设有社会工作者，这些人具有相当的专业医疗经验和沟通能力，他们与医生一起查房，如果发现患者对医疗过程产生疑惑或不理解，会马上与之沟通或通知其相关亲属进行解释。医院以专科为单元，印制多种生动活泼的患者须知和健康指导，促进患者对疾病知识的了解。病区均设立专门的医患沟通办公室，方便与患者进行单独交流沟通。

3. 美国

在 18 世纪与 19 世纪初，美国的医生就已经实行知情同意，其做法是告诉患者在医疗中遇到了哪些问题，并对各种治疗措施的选择做出决定。知情同意是一个过程，而不只是一张表格，依据美国法律条例，知情同意必须含有知情、信息、理解、同意四种成分。一旦医生转达了基本的病情和推荐的诊治建议，他们必须要确定患者是否明白并且能否同意医生的诊治计划。对于有足够危险性的许多介入性操作和特殊诊疗方法，就其危险、获益的基本知识，患者都应该清楚地了解，并表示是否同意。知情同意不只是用来满足医生和患者之间的法律需要，而且提供了机会使临床实践中的不确定危险性转移到为减少危险而努力的医患联盟。

美国还专门建立了患者交流中心（patient-centered communication，PCC），帮助医生给患者有针对性地提供医疗服务，如通过患者的自身情况（包括病情、心理、情绪、预后、治疗方案等），医生和患者充分地交流沟通来识别这些情况并提出指导性意见，同时允许患者参与到相关的治疗方案中去。作为高质量的医疗照护的中心组成部分，PCC 已被广泛地认可接受。

4. 日本

首先，是建立医患信任关系，提供优质服务。1995 年，由厚生劳动省、日本医师协会、日本医院协会、健康保健联合会共同发起成立了医疗评估机构，其主要任务是监督医院为患者提供优质服务。为了保证医疗质量，2004 年 6 月，该机构对所有医院在医疗记录是否严格管理、对患者有没有主治医责任制、每个病例是否进行了认真研究、有无医生进修制度、患者权利是否有明文规定等五个方面进行评估，并在因特网上公布结果，为评估合格者颁发合格证书。患者根据评估结果选择优质医疗的同时，也增加了对医生的信赖。

其次，是从失败中汲取教训，减少事故发生。日本厚生劳动省建立了医疗事故数据库，成立了由医生、律师、民间组织代表参加的医疗事故信息研究会。研究会的主要任务是对全国医疗事故有一个准确的把握，研究如何预防事故、查明事故原因以及发生重大事故时如何应对。

最后，是通过法律手段协调双方关系，做到发生医疗事故有章可循。按照规定，发生医疗事故后，医院要向有关部门报告。有关部门要向患者家属做出解释，属于院方的错误，医院要真诚道歉，并在经济上给予赔偿。如果医患双方对责任承担存在争议，可诉诸法律，有关部门根据调查结果进行处理，触犯刑法的还将被追究刑事责任。

五、 医患关系和纠纷的时代特征

1. 中外医患关系处于不同的发展时期

我国医患关系处于磨合期、不稳定期。我国现阶段的市场经济正处于起步和发展阶段，还没有形成法制健全、运行规范的市场经济制度，人们在长期的公有制经济条件下，还没有完全适应市场经济条件下的新的医疗制度。特别是在医患关系方面，人们还没有完全适应现阶段的时代特点。因此，目前的医患关系处于磨合期和不稳定期，医患纠纷处于多发期和高发期。随着我国市场经济体系的完善，法制社会的建立，物质文明的不断发展，国民综合素质的提高等，我国医患关系终究会达到和谐稳定的时期。

国外发达国家医患关系比较稳定和谐。同我国相比，西方发达国家经历了二百多年的经济磨合，形成了与市场经济相适应的医患关系。人们在发达经济和现代文明的背景下认识和处理医患关系，加之相关法规比较健全，使医患关系受到必要的制约，医患关系处于相对稳定和谐的状态。

2. 医患纠纷的目的不同

纵观20多年来中外有关医学伦理学的关注焦点，可以发现一个有趣的现象。

我国医患纠纷主要以经济利益为目的。在我国，持续时间最长、文章最多、影响最大的是关于医疗卫生改革中的医德医风问题，特别是医疗卫生行业中的种种不良风气问题。这些问题主要是从经济的角度伤害患者的利益，影响医患关系，导致医患冲突。而社会对医疗纠纷关注最多的是医院赔偿了多少钱，患者得到了多少钱，最后大多数医患纠纷都是以医院向个人经济赔偿的方式解决。这可以概括为"经济型"问题。

在发达国家，关注最多、讨论最热的是试管婴儿、器官移植、克隆技术、安乐死与临终关怀等问题。此类问题主要是从专业层面影响医学与社会的关系。我们可将其概括为"技术型"问题。

3. 产生纠纷后的处理方式不同

由于我国百姓法律意识比较淡薄，发生纠纷后，总是愿意采用自己的方式来解决，如采取攻击医务人员、在医院私设灵堂、堵路等医闹方式。而西方发达国家由于法律比较健全，人们都是依法依规来解决问题。

参考文献

［1］徐天民，程之范，李传俊，等．中西方医学伦理学比较研究［M］．北京：北京医科大学-中国协和医科大学联合出版社，1998：54.

［2］金仕起．古代医者的角色——兼论其身份与地位//李健民．生命与医疗［C］．北京：中国大百科全书出版社，2005：6.

［3］杨念群．再造病人——中西医冲突下的空间政治［M］．北京：中国人民大学出版社，2006：391.

［4］雷祥麟．负责任的医生与有信仰的病人——中西医论争与医患关系在民国时期的转变//李健民．生命与医疗［C］．北京：中国大百科全书出版社，2005：465-502.

[5] 爱弥尔·图尔干.职业伦理和公民道德 [M].渠东,付德根,译.上海:上海人民出版社,2001:27.

[6] 威廉·科克汉姆.医学社会学 [S].杨辉,张拓红,译.北京:华夏出版社,2000:175,206.

[7] 尹秀云.从历史演变看医患关系恶化的症结 [J].中国医药伦理学,2007,20 (4):54-59.

[8] 王佳,王伟,程实.我国医患关系管理的历史进程与未来展望 [J].医学与社会,2013,26 (2):72-75.

[9] 雅克·安德烈.古罗马的医生 [M].杨洁,吴树农,译.南宁:广西师范大学出版社,2006.

[10] 孙福川,王明旭.医学伦理学 [M].第4版.北京:人民卫生出版社,2013.

[11] 胡继春,张子龙,杜光.医学社会学 [M].第2版.武汉:华中科技大学出版社,2015.

[12] 张天成,路庆,黄妙玲,等.我国与全球、中高收入国家卫生总费用的比较分析 [J].中国卫生经济,2016,35 (1):93-96.

[13] 王宁,殷东风.中日两国医患关系形成的医疗制度原因比较研究 [J].中国中医药现代远程教育,2013,11 (17):150-152.

[14] 肖珊珊,肖秋香.基于医疗保障制度的中英医患关系比较与分析 [J].赣南医学院学报,2012,32 (5):704-705.

[15] 郭永松,吴水珍,张良吉,等.国内外医患关系现状的比较与分析 [J].医学与社会,2008,21 (11) 1-3.

[16] 郭永松,张良吉,吴水珍,等.国内外医患关系现状的成因比较 [J].医学与社会,2008,21 (11) 4-6.

[17] 马晓,郭照江.现代医疗保健制度背景下的中英医患关系比较 [J].中国医学伦理学,2002,15 (2) 23-25.

[18] 熊楠楠,杜萍,吕丽娜.影响美国医患关系的相关制度及其对我国的启示.中华医学会医学伦理学分会第十六届年会论文汇编,2012:96-98.

[19] 郭永松.国内外医疗保障制度的比较研究 [J].医学与哲学,2007,28 (8):2-5.

[20] 张仲男,谢丹.国外医疗费用控制经验之借鉴 [J].中国社会医学杂志,2008,25 (2):73-75.

第二章

医患关系的基本理论及模式

第一节 │ 医患关系的理论基础

20 世纪伟大的医史学家亨利·西格里斯曾对医患关系做过这样的阐述，"每一种医学行动始终涉及两类当事人：医师和病员，或者更广泛地说，是医学团体和社会，医学无非是这两群人之间多方面的关系"。医患关系是指患者在治疗过程中与医疗机构及其医护人员发生的特定医疗关系。从其所包含的范围上可以分为广义上的医患关系和狭义上的医患关系。广义的医患关系是指以医方为主的群体与以患方为主的群体在诊疗过程中所建立的相互关系。其中医方包括医生、护士、医技人员、管理人员和后勤人员等；患方包括患者、与患者有关联的亲属、监护人等。狭义的医患关系是特指诊疗活动中医生与患者之间一对一的关系。不管是广义的医患关系还是狭义的医患关系，所涉及的两个方面都是具有社会性的人，是人与人之间的关系，因此，对医患关系的研究必须从马克思主义的人性理论出发，立足于现代医学的发展，结合现代社会科学的新成果，探索建立现代新型医患关系的基本规律。

一、 医患关系是人本能的展现

首先，医患关系是人本能的展现。人类为了维持其生存，除了需要有衣、食、住、行等基本生活资料外，还需要有医学知识、医疗技术等，用来保持自身健康的成长和繁衍后代。人类学家研究表明，原始人最初有意识的医疗活动，起源于猿的救护行为，但猿类的救护行为与人类的医疗行为之间，既有密切联系，又有着本质的区别。正在进化中的猿类的救护行为只能看成是人类医疗活动的一个重要起始点，这种行为本身还远不能等同于人的医疗活动。随着猿类向人类的进一步发展，猿类开始从使用石块、木棒等天然工具过渡到能够制造原始的工具，并用自己创制的工具有意识、有目的地对自然界进行改造，学会使用工具的猿类才真正意义上转化为人类。在原始人运用劳动工具改造自然的过程中，猿类的本能救护行为才转化为人类有意识的医疗行为，人类特有的医疗活动才开始诞生。正如巴甫洛夫所说，"有了人类就有医疗活动"，有了医疗活动，医患关系才得以形成。

最初由于原始社会的生产力水平相当低下，人类的力量在自然界面前显得非常弱小，因此，当面对来自大自然环境中的各种自然物和自然力的威胁时，原始人会本能地产生一种恐惧心理。对于这些自然物和自然力给人们带来的灾难和疾病更无法理解。在此情况下，原始人在试图对自然界加以说明的理性活动中，便形成了"万物有灵""灵魂不死"等原始拜物教观念。最初的医学学说，曾把一时无法解释的一些自然现象和人的疾病的原因，归结为超自然的神秘力量。超自然力的存在需要有超自然力的救助方式，于是便有祈祷或诅咒等治病的巫术形式产生。在人类进化的特定历史阶段，巫术观念和巫术活动曾渗透到人类社会生产和社会生活的各个方面，在这一特定历史阶段，巫术和医学是紧密结合在一起的。因此，在当时的历史条件下祭司、巫师就是医生，庙宇就是医院，医患关系的表现形态就是巫患关系。

马克思曾经指出："正像社会本身生产作为人的人一样，人也生产社会。"人类正是在与自然和疾病抗争的社会实践活动中创造出了反映一定社会历史发展阶段特点的医患关系，而人的高度主观能动性，决定了人具有建立和发展医患关系的需要和本能，从而促使了医患关系的发生。

二、 医患关系属于一定的社会关系

医、患之间的关系必然属于一定的社会关系。研究医患关系需要从当时的社会、当时的历史条件下的社会关系入手。在现实社会中，每一个人都与他人存在着千丝万缕的联系，都是社会关系之"网"上的一个"纽结"，医、患双方不是孤立存在的，医患关系也不是孤立的抽象联系，而是发生在现实的个人与个人之间、个人与群体之间、群体与群体之间的实实在在的关系。对这种关系的研究，必须放到社会的大背景中去，同社会联系起来加以考察和分析，从社会关系的变化来探讨医患关系的演变和规律。因为制约和影响医患关系的各种因素或条件，大都具有社会性，并可以归结到社会关系这一范畴中去。如果离开社会关系系统来谈医患关系，或者离开社会孤立地看待患方与医方的个体关系，不可能揭示出医患关系的内在本质，只能被各种偶然的社会现象所迷惑。仅把患者看作生物的"人"，把医患关系看作个人与个人的关系，一味地强调医者对患者的责任，而忽视一名患者的诊治可能会对社会产生的影响，忽视医务人员对公众、社会的责任都是不全面的做法。因此，医患关系是社会关系的现实、具体体现，它随着历史、社会的发展而发展。在不同的历史时期，不同的经济发展阶段和不同的医疗技术条件下，医患关系的形式是不同的。每一种医患关系都必然属于一定的社会类型，带有它自己的特点。

三、 医患关系以人的需要为基础

医患关系要以人的需要为基础，并以一定的方式表现出来。马克思指出："人的需要是由人的本性决定的，人在获得需要的过程中，必然要发生相互关系。在发生交往时人与人之间是作为处在生产力和需要的一定发展阶段的个人而发生交往的。"医患关系中的双方一方面具有具体的人格化的特点，表现个体差异性；另一方面又具有以"生产力和需要的一定发展阶段"为基础的时代历史特点，表现出一般共性。无论是古代在整体论指导下的医患关系，还是在近代生物医学模式指导下的医患关系，及现代生物心理社会医学模式指导下的医患关系，都从一个侧面反映了医患关系要以人的需要为基础这一特点。

四、 医患关系的性质取决于社会的性质

医患关系的性质取决于社会的性质。人在本质上是社会关系的总和，人的行为原则不在于个别人，而在于社会。由于社会产生着不以人们意志为转移的关系，人们从出生起就置身于由前代人创立的这些关系中。他们

只不过把以前已经形成的生产力和交往形式作为现成的东西加以接受，从而形成了关系的客观历史联系。在不同历史时期，不同职业（包括医生职业）所处的地位及所发挥的作用是不同的，而不同职业的从事者也必然处于与自己的职业相应的地位，而不能超脱自己本身的职业。在历史上，无论在中国还是在西方，无论从教师职业的变化还是从医生职业的演变，都可以看到这一事实。传统的医患关系是一种以义务论为基础的人际关系，而现代的医患关系则是建立在道德、法律、经济等基础之上的权利义务关系，这一转变正体现了社会因素对医患关系的决定性。

五、 医患关系是医患双方的主观愿望及医疗行为的默契与统一

医患关系中医、患双方的主观愿望及医疗行为默契并统一。这种高度的统一性反映着医生的根本职责与患者的根本权利以及两者的高度交融。医生愿意用一切包括自身的和客观的医疗能力与条件来做到对疾病及时准确地（预防）诊断和治疗，没有一名职业医生会有与此相悖的想法，对医生的最大鼓励和安慰莫过于此。医生的这种心愿也正是任何一位患者所希望实现的，患者希望在医生的治疗与帮助下，早日摆脱疾病，恢复职业和生活功能，重返社会。这种医患关系的统一性构成了医患间一切相互行为的共同基础，是医患间相互信任与合作的根本所在，它为医患双方共同目标的实现提供了最大保障。

第二节 ｜ 医患关系的相关理论

一、 社会冲突理论

社会冲突理论是 20 世纪 50 年代中后期由西方社会学流派逐渐形成的，主要代表人物有德国的 R. 达伦多夫，美国的 L. A. 科塞，英国的 J. 赖克斯等。在 20 世纪 60 年代，美国国内社会矛盾激化，此时的社会现实已经

不能由国际社会一贯推崇的稳定和整合结构功能主义进行解释，于是与结构功能理论相对立的社会冲突理论产生了。随着西方社会矛盾越来越激化，社会冲突理论逐渐引起社会学家的关注。科塞认为造成社会冲突的原因是多种多样的，权利、职位、资源分配不均、体制制度不健全、价值观念差异都有可能引起社会冲突的产生，其中利益关系分配不均是引起社会冲突产生的重要原因。当前，我国社会存在体制制度不健全、医患沟通少、医患之间缺乏信任尊重以及新闻媒体的负面报道等众多原因，导致了原本就在社会地位、思想观念、利益等方面存在较大差异的医护人员和患者（或家属）之间存在冲突的可能性。

二、 社会交换理论

社会交换理论产生于 20 世纪 50 年代的美国。其代表人物为霍曼斯。他认为任何人际关系，其本质上就是交换关系。个体之间交换不但有物质的交换，而且也有心理的（或称社会性的）交换，如感激、支持、威望和社会赞同等；在社会交换的过程中，个体之间遵从"互惠原则"，并力图保持这种社会交换关系的平衡，这种交换关系普遍存在于个体与个体之间。在医生给患者诊疗的过程中，同样存在社会交换关系，它体现在医生和患者两个方面不同的期望，即患者期望获得医生给予关心、同情以及周到的医疗服务等；医生期望获得患者的理解、支持、感激和社会赞同等。从社会交换理论视角看，医患关系指的是医生给患者诊疗过程中形成的承诺与互惠的关系，它包含了医生和患者两方面的不同期待。

三、 信息不对称理论

信息不对称理论是指在市场经济活动中，各类人员对相关信息的了解有差异。掌握信息比较充分的人员，往往处于比较有利的地位；而信息贫乏的人员，则处于比较不利的地位。信息不对称理论是由三位美国经济学家——约瑟夫·斯蒂格利茨、乔治·阿克尔洛夫和迈克尔·斯彭斯提出的。该理论认为：在市场活动中，掌握信息多的一方可以向信息缺乏的另一方传递信息并且从中获益；然而信息少的一方会努力从另一方获取信息。众所周知，医生及护士与患者及家属之间存在着信息不对称的问题，医生及护士作为掌握信息较多的一方，向信息缺乏的患者及家属传递信息。医生及护士与患者及家属之间这种信息不对称，使得医生及护士较患者及家属处于优势地位，很可能会导致医疗市场的不确定性，进而影响医患关系的发展走向。因此，在研究医患关系的同时，应充分考虑到医生及护士与患者及家属之间信息不对称对医患关系造成的影响。

四、 金的达标理论

达标理论是美国护理学家 I. M. 金创立的。在研究人与环境等动态的相互作用的基础上，金提出了开放系统结构的概念（open system framework）。开放系统结构是由个人系统、人际间系统、社会系统 3 个不同水平的开放系统组成的动态互动系统。在这个动态互动系统中，这 3 个开放系统都有其特定的概念，构建起相应的内涵，并且每一个开放系统都与其他开放系统交换着信息。

1. 个人系统

每个个体都是一个个人系统。相关的概念有感知、自我、成长和发展、体像、时间与空间等，其中感知是个人系统的主要概念。

2. 人际间系统

人际间系统是由两个或两个以上的个体在特定的情况下互动形成的。参与组成的人越多，系统越复杂。与人际间系统有关的概念有互动、沟通、交流、角色、应激等，他们都受目标、感知、自我、体像、成长和发展、时间和空间等因素的影响。

3. 社会系统

即由社会中有着相同利害关系的群体组成，用以维持生命、健康和日常活动，包括家庭、社区、社团、政府部门、工作机构等。与社会系统有关的概念有组织、权威、权力、地位和决策等。

达标理论主要源于概念框架中的人际间系统，重点阐述了发生在人与人之间，特别是护士和患者之间的相互作用。金认为，护患双方都要通过感知、判断、行动、反应、互动等过程，最后达到交流。护患双方各自的个人系统在他们两者之间的人际间系统中互动，而他们的人际间系统还受到社会系统的影响。

五、 佩普勒人际关系理论

美国护理学家佩普勒在 1952 年提出了护患之间的人际关系理论，她将护患关系的发展分为 4 个阶段。

1. 作用前期

即准备与患者初次见面。在这一阶段，护士要利用现有文字资料或与患者家属交谈，了解有关患者的相关信息。同时，护士要检查自己的感觉是否有焦虑和恐惧，需要稳定心情。

2. 介绍期

即护士与患者开始见面，此阶段护士将做如下工作：①与患者建立融洽关系；②与患者签一个协议，包括护士和患者详细的期待和责任；③评估患者，建立患者档案；④找出患者的强项和弱项；⑤制订护理诊断、护理目标和护理计划；⑥检查护患双方的感觉，调整各自的心理状况，直到建立良好、融洽的治疗关系。

3. 治疗期

护患关系中所有的治疗工作将在此阶段实现，此阶段护士应该：①保持在上一阶段所建立起来的互相信任的融洽关系；②提升患者的理解能力和对现实的感知度；③采用合适的解决问题模式；④克服患者的对抗行为，注意当讨论患者的症结时，患者可能会焦虑升级；⑤连续评价护理目标的实现情况。

4. 结束期

结束期对护士和患者都是一个痛苦的过程，但双方必须接受这种即将分离的感觉和现实。在此阶段护士将：①与患者共同评价目标实现情况；②与患者共同制订出关于患者进一步的护理计划；③与患者共同讨论整个治疗过程中双方的感受和收获。

佩普勒人际关系理论被广泛应用在精神科护理领域。人际关系理论作为精神科护理治疗手段的基础，它适用于各种治疗目的。在这种关系中，护患双方都将对方看成是唯一的和重要的人来对待。同时，也是二者互相学习的关系。2004 年 LaRowe 指出：护士与患者最初的接触，就应建立在一种理解的基础上，这种护患关系应该保持在一种合适的并有明确界限的范围内。佩普勒于 1952 年就指出：护理是有意义的、治疗性的人际关系，护理就是进一步完善患者的人格。一旦护士与患者能够互相了解、互相尊重，护理程序就有可能成为教育性和治疗性。治疗性关系指的是一个连续的、试图解决问题的过程，它有助于疾病的治疗和患者的放松。治疗性关系不同于社会关系，社会关系是以亲密关系为主，其目的是建立友谊，形成社会关系，享受或实现某种目的，沟通时一方则给予另一方建议，满足其依赖性的需要，如借给钱物，或帮助找工作等；而在治疗性关系中，护士最大限度地利用沟通技术，了解患者的行为以及患者的优势，以促进患者的成长。建立关系的重点在于了解患者的想法、经历和感受，护士与患者共同找出患者的需要，定期地评价患者的改变情况。佩普勒人际关系理论强调护士利用移情而不是同情。移情就是通过患者的外在行为，理解患者的内在世界，护士能准确地感觉到并理解患者的感受，鼓励患者探索她/他的感受，并经历一个缓解痛苦的过程。尽管护士能够清楚地看透患者的观点，也要与他保持情感上的距离。这与同情不同，同情意味着你要承担患者的需要和问题，好像这些问题都是你自己的经历，甚至由于你的全身心投入而失去了客观性。利用移情而不是同情，就能使护士客观地看待患者的问题，有利于解决问题。

六、 女性主义理论

女性主义是 19 世纪末期产生的以消除性别歧视，结束对妇女的压迫为目标的社会运动，以及由此产生的思想和文化领域的革命。它是在批判"父权制"结构及思维方式的背景下发展起来的。女性主义理论是女性主义在理论与哲学范畴的延伸。它旨在理解性别不平等的本质。女性主义理论侧重于从"关系"和"关怀"的视角解决问题，认为以往的道德理论在道德选择的困境中，一味地强调原则，忽视了情境；一味地强调公正、权利、理性和自主性，忽视了关怀和关系，以及人与人之间的情感纽带；一味地贯彻统一的标准，而忽视了个人的差异性和多样性，以及不同人群的利益，尤其是弱势群体和妇女的利益。

从女性主义理论的角度看待医患关系，认为医患关系是医生和患者之间发生的最基本的人际关系，它同任何人际关系一样，既可以用法律来规范，又可以用伦理道德来调节。但女性主义理论更倾向于从人伦和人性的层面揭示医患关系，把医患关系看成一种伦理关系。它从关怀的立场出发，认为存在于亲密关系如父母与小孩、医师与患者及朋友之间的同情、怜悯、信任、责任、忠诚、感情及爱，不应当仅仅被形容为权利、义务或是道德规范与准则。女性主义理论十分注重从情境、细节以及具体条件分析问题，而不拘泥于抽象的和普遍化的道德原则。按照这种理论，医务人员在处理医患关系时，要从患者的具体病情、心境、知识水平、参与能力等选择和取舍具体的沟通方式，而不应采用千篇一律的模式。它反对医患之间"父权制"的交往方式，认为这种交往方式往往从"父权制"思维框架思考和研究问题，把医生地位的优越性作为当然的原则和公理，并主张医生是专家，患者应当完全接受医生的决策和建议。因此，从女性主义理论视角分析，这种"父权制"的交往方式，完全剥夺了患者的自主性，而自主性是患者确证自我并进行批判性思考的能力，是医患对话的基础。但是，女性主义理论所强调的"自主性"不同于心理学上的"自主性"及以往医学伦理学中的"自主性"，它认为"自主性"不是指人的独立，或自足的发展，而是"关系中的自主性"。这种自主性有三个特点：突出了人与人的现实关系；突出了人们自我选择的能力；强调一种互为主体的自主性，要求与人对话和交流。不难看出，女性主义所言的"自主性"是关怀之中的自主，而非绝对的独立，医生对患者的关怀以及患者所表现出来的自主是一个互动的过程，医者只有尊重患者的自主，才能使被关怀者真正地感受到关怀，关怀者也才能从关怀中得到回报。

女性主义者诺丁斯认为，关怀关系是伦理学的基础。任何关怀关系都由两个方面构成：关怀方和被关怀方。在他看来，关怀方应该全身心地投入，"把他人接受为自己，同他人一道观察和感觉"，而不是把"自己置于他人的位置上"，"在他人的位置上思考问题"。这种如同母亲对婴儿的感受，母亲并不把自己置于婴儿的位置去问："如果我弄湿了床垫该怎么办？"当婴儿哭泣时，她们感觉到什么地方出了问题，这是婴儿的感觉，也是母亲的感觉。她们不是以解释这种哭泣，不是以提出和解决问题，而是以分享感觉开始自己的行为。作为回报，被关怀方需要表示出一种感受能力，积极地接受关怀方的思想和行为，以达成良性的、互惠的关怀关系。诺丁斯的上述观点，对于我们分析医患关系具有很大的启发意义。在医患关系中，医方应当全身心地感受患者的病痛，把自己与患者融为一体，分担患者的痛苦，而不应把自己孤立起来，居高临下地看待医患关系。患者作为被关怀方，也应该以尊重、配合等形式做出反应，而不应无动于衷。从女性主义的视角思考当前的医患关系，可以使我们发现其中的问题与不足，更好地理解和分析应当如何建立融洽、和谐的医患关系。

第三节 ｜ 医患关系的相关模式

医患关系模式是指医患双方在相互接触过程中所形成的基本价值观和沟通方式。由于医患双方信息不对等，沟通的复杂性和个体差异，要求医患双方在不同的情况下，采取恰当的、灵活的医患沟通模式。下面介绍几种最常见的医患关系模式。

一、 社会角色医患关系模式

1934 年，美国社会心理学家 G. 米德将"角色"概念引入社会心理学，并逐步进化和发展形成系统的角色理论。在此基础上，美国社会学家帕森斯于 1951 年提出了"患者角色"概念，并从社会角色、社会态度、社会行为等方面研究的基础上提出了社会角色医患关系模式。帕森斯通过将医患关系与亲子关系的比较分析，认为二者有相似之处。其一，两种情况都涉及一个人（孩子或患者）受另一个被社会承认有合法社会控制权利的人（父母或医生）的社会控制；其二，在两种情况下，虽然父母或医生都必须表现出某种程度的感情中立状态，但事实上，两种情况又都充满了浓重的感情色彩；其三，两种关系都把注意力集中在相似的目标上，即在一段时间内使孩子或患者变成为能力健全的社会成员。帕森斯关于医患关系的分析，强调了疾病的社会性质，淡化了患者生理症状在医患关系中的作用。他认为疾病是对社会正常行为的偏离，必须由医生对其进行社会控制。医生与患者建立关系的基础是医生帮助患者有效地处理健康问题，医生运用自己所学的医学知识和技能，给患者推荐治疗方案，为患者治疗疾病；患者或接受或拒绝或与医生协商治疗方案。医患之间由于信息的不对等，无形之中导致医生与患者相处的过程中，医生处于统治地位，患者处于服从地位，尤其是当患者没有能力完成其正常任务和角色职能时，医生则起着控制作用。

社会角色医患关系模式虽然在很多情况下可以解读医患关系，但这一模式并不具有广泛的适用性。其一，并不适用于所有性质的疾病，如在慢性病的情况下，患者不是总是依赖于医生，他们有较多的疾病方面的信息，甚至他们自己就掌握了治疗的方法；其二，传统的医患之间一对一的关系已被打破，随着社会环境的变化、医生数量及可供选择的医疗保健服务的增多，医患之间的不对称性会逐渐减弱；其三，随着医学专业分化越来越细，一个患者往往要与多个医务人员打交道，而且由于家庭成员的参与，从而使患者对医生的依赖性也大为弱化；其四，随着健康概念的扩展，社会心理因素逐渐受到重视，从而使非专业医生的健康相关从业者越来越多，这也使医生的控制作用开始减小。

二、 萨斯和霍伦德医患关系模式

目前，在医患关系的模式中影响最大，传播最为广泛的是萨斯和霍伦德提出的相互参与模式。萨斯和霍伦德根据医患双方主动性的不同，将医患关系分为主动被动模式、指导合作模式、共同参与模式三种基本模式。

1. 主动被动模式

这是适用于休克昏迷患者、精神疾病患者、急性创伤者或难以表述主观意识患者的模式。在这种模式中患者处于被动地位，而医生处于主动地位，患者完全听从医生的安排。它有利于充分发挥医生的主导作用和能动性，较好地履行医嘱。但是，却不利于了解患者的疾苦和感受，不利于患者对医疗过程的监督，易导致误诊、漏诊。它典型地反映了医患之间不平等的地位和作用。萨斯和霍伦德把这种情况下的医患关系视为父母与无助婴儿之间的关系。此模式没有充分调动患者的主观能动性，也没有重视患者的感受，不利于医患之间的有效沟通。该模式也适用于那些毫无医学知识、参与意识淡薄、消极被动的患者。

2. 指导合作模式

在大多数情况下，患者求医并不像主动被动模式所描述的那样严重，求医的目的通常是为了了解及减轻如食欲不振、头痛发热之类的疾病。虽然患者在此种情况下确实是病患者，但他们知道疾病的发展，有能力判断疾病的治疗过程，特别是当这些判断符合治疗要求时。在这种情况下，患者求医是因为医生可以提供必要的照顾，医生通过诊断、分析和治疗，指导患者，而患者则为医生的指导提供必要的信息（如症状和病史），并依照医生的指导进行合作。在该模式中医生处于主动地位，有一定的权威，并起决定作用；患者虽有一定的主动性，也可以表达自己的思想，但相比医生仍处于被动地位，患者只能按照医生的决定行事。此模式也被称为父母与青少年子女的关系。这种模式虽在一定程度上调动了患者的积极性，促进了医患关系的和谐，但在该模式中，医患双方仍存在不平等性。

3. 共同参与模式

这是萨斯和霍伦德针对慢性疾病及有一定医学技术知识的患者设计的一种技术模式。在这种模式中患者不仅主动配合协调，还要进一步参与，而医生为患者提供不同的治疗方案，告知每一种方案的利弊，但最终的选择权掌握在患者手里，医生只能帮助患者执行和实施患者所选择的方案。其典型案例如糖尿病患者，患者逐日按照医生所开的处方进行循序渐进的治疗，口服药物或注射胰岛素等。然而，这种模式要求患者要有相当熟练的技巧，所以它只适用于成熟的、有知识的患者。其中的医患关系犹如成人与成人之间的关系，其中一方具有另一方所需要的特殊知识。此外，该模式也适用于疾病预防的情况，在预防保健中医生帮助患者自助，求医者可以通过定期求医进行预防性保健，就像慢性患者循序渐进地进行治疗一样。这种模式被称为成人之间的交往关系，是一种比较理想的医患关系模式。它不仅可以减少医患之间的矛盾，而且可以促进医患之间的相互信任。临床实践表明，患者对临床决定参与得越多，就越能改善对患者诊治的质量和效果。这主要有三方面的原因：其一，数据、信息的收集得到改善；其二，患者的感受得到重视；其三，诊治方案受到患方的监督。然而，在医疗实践中，由于大多数患者认为医务人员是专家，由他们决定诊治措施是理所当然的，从而并不奢望或要求一种协作关系。这就需要医务人员积极地"邀请"患者参与到医患协作关系中。

萨斯和霍伦德医患关系模式是在帕森斯的社会角色医患关系模式基础上提出的，并毫无保留地接受了前者的观点，只不过针对不同的疾病和患者进行了详细的区分，把单一的父母与孩子关系划分成了：父母与婴儿关系、父母与青少年子女关系、成人与成人关系。因此，严格地说他并没有超越前者，仅仅作了部分调整。该模式的根本缺陷在于它仅考虑了医患之间的技术差异，是依据患者的技术反映能力及疾病状况构建的，而忽视了医患之间的情感互动，忽视了文化差异及患者消费观念的改变，权利意识的增长所引起的医患关系的变动性及多样性问题。

三、 维奇医患关系模式

美国学者罗伯特·维奇根据医生在医患关系中所充当的不同角色，提出了三种医患关系模式，即技术模式、权威模式、契约模式。

1. 技术模式

医生只管技术，只是将有关疾病、健康的相关信息告知患者，让患者了解这些事实，然后根据这些事实，帮助患者解决相应的问题。

2. 权威模式

医生相当于家长的角色，帮助患者决定一切问题，从医学和道德角度为患者做出决定。

3. 契约模式

医生与患者之间基于责任与利益所约定的一种非法律性关系。在这种模式中，医生虽然与患者商量做出诊疗的方案、措施，但医疗过程中一些具体的细节或技术措施，由医生自己决定。按照这种模式，医患双方共同对做出的各种决定和行为负责。

四、 布朗斯坦医患关系模式

美国学者布朗斯坦将医患关系模式分为传统模式和人道模式。

1. 传统模式

此模式是医疗领域一直普遍存在的医患关系模式。医生做出决定，患者服从决定。

2. 人道模式

在诊疗过程中医生把患者看成完整的人，不仅在技术上给予患者帮助，而且比较关注患者的心理、社会因素对疾病转归的作用。在这种模式中，医生同情、关心、尊重患者，对患者负责。

五、 攻击行为原因模式

攻击行为原因模式由荷兰学者 Nijman 等在 1999 年提出，该模式主要应用在精神科医患关系中。具体见图 2-1。该模式从患者、环境、医护人员三个方面出发，阐明患者发生攻击行为的原因以及原因间的相互作用。其中，患者因素包括患者的疾病症状、疾病类型、人格特征等；环境因素指病房的物理环境，如病房的布局、管理方式、位置、隐私和空间的提供等；医护因素包括医患关系不好，医务人员态度消极，缺乏沟通时间等。

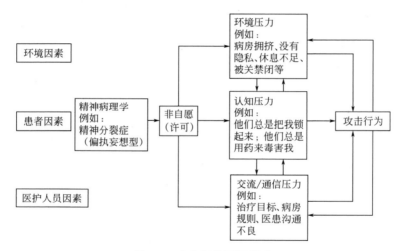

图 2-1　攻击行为原因模式

六、 简约化医患关系模式

2014 年，我国学者王林等以医疗质量和患者信任这两个维度为基础，构建了简约化医患关系模式。医疗质量代表了医生技术方面，患者信任涵盖了患者心理方面因素。在诊疗过程中医生和患者有不同的期待，患者期待医生提供高质量的医疗服务，医生期待患者的信任。依据医疗质量和患者信任这两个重要因子水平的高低划分出四类医患关系模式，即和谐医患关系模式、改善医患关系模式、不善医患关系模式和紧张医患关系模式，见图 2-2。

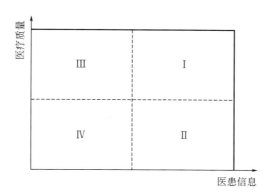

图 2-2　简约化医患关系模式

1. 象限Ⅰ——和谐医患关系模式（the better doctor-patient relationship model）

最理想的医患关系。在诊疗过程中既体现出医生可以提供较高的医疗质量水平，又体现出患者对医生具有较高的信任度。和谐医患关系情形下，医患之间是相互尊重、相互信任、共同战胜病痛。

2. 象限Ⅱ——改善医患关系模式（the good doctor-patient relationship model）

在这种医疗模式下，患者在诊疗过程中对医生有较高的信任水平，但由于种种原因，医生可以提供的医疗质量较低。在较高信任水平下，由于医学本身的复杂性和不确定性而导致诊疗过程中出现一些误诊或漏诊等问题，患者是可以接受和理解的。如果有足够的信任水平，即使这些误诊或漏诊是由于医生自身诊治水平不高引起的，患者也会给予充分的谅解。

3. 象限Ⅲ——不善医患关系模式（the bad doctor-patient relationship model）

在这种医疗模式下，医生在诊疗过程中提供的医疗质量水平很高，但患者对医生的信任水平却表现得较低。医生拥有很好的医疗知识、技能和能力，能够较好地解除患者的病痛，但由于患者缺乏对医生的信任，质疑诊疗过程中医疗方法和行为等，导致医患关系较为紧张，甚至引起医疗纠纷。

4. 象限Ⅳ——紧张医患关系模式（the worse doctor-patient relationship model）

在这种医疗模式下，医生在诊疗过程中提供了较低水平的医疗质量，患者也失去对医生的信任度。患者会谴责由于医生的自身治疗水平等原因出现的一些误诊或漏诊等情况。由于患者不信任医生，即使引起医疗质量较差的原因是医学复杂性和不确定性引起的，也非常容易引发医患之间的冲突。

由于医疗质量和患者信任两个因子是连续性变量，所以在实际的诊疗过程中，医患关系可能恰好是某一模式，也可能是介于某几种模式之间。这两个因子在影响医患关系时的重要程度是不同的，患者信任是医患关系基础，是区别医患关系好或坏的标准，医疗质量是医患关系更好或更坏的尺度。因此，建立好的医患关系首先要建立医患之间的信任；只有建立医患信任之后，好的治疗效果才使得医患关系更好。医患关系的建立是一个动态的过程，医患关系模式之间是可以相互转换的。在诊治过程中，随着医疗质量的不断提高可以将紧张医患关系转变为不善医患关系，通过医患之间信任的建立可以将紧张医患关系转变为改善医患关系，随着医疗质量的提高和信任的建立，最终确立和谐的医患关系。

参考文献

[1] 刘俊荣. 医患冲突的沟通与解决［M］. 广州：广东高等教育出版社，2004.

[2] 胡继春，张子龙，杜光. 医学社会学. 第2版.［M］. 武汉：华中科技大学出版社，2015.

[3] 张凤娟. 解读马克思与达伦多夫的社会冲突理论［J］. 法制与社会，2016（27）：1-2.

[4] 王紫艳. 普通高校研究生读研的行为选择分析——基于霍曼斯的社会交换理论视角［J］. 山西师大学报（社会科学版），2015，42（S2）：172-174.

[5] 胡怀国. 约瑟夫·斯蒂格利茨及其新凯恩斯主义经济理论——2001年度诺贝尔经济学奖得主学术贡献评介之一［J］. 经济学动态，2001（10）：4-9.

[6] 宇寰，曹梅娟. 金的达标理论及其在临床护理中的应用［J］. 护理研究，2012，26（30）：

2785-2787.

[7] 雷慧，王亦娜，张雷，等 . Peplau 人际关系理论对精神科护理的贡献及面临的挑战 [J] . 护士进修杂志，2012，27（17）：1602-1605.

[8] ［美］贝尔•胡克斯 . 女权主义理论：从边缘到中心 [M] . 晓征，平林，泽 . 南京：江苏人民出版社，2001.

[9] 林远泽 . 姿态、符号与角色互动——论米德社会心理学的沟通行动理论重构 [J] . 哲学分析，2017，8（1）：61-97.

[10] 张一宁，刘兰茹 . 医患关系模式与医院法治文化辨析——以"萨斯-何伦德"模式为理论视角 [J] . 中国医院管理，2013，33（8）：74-75.

[11] 谢素军，贺田露 . 医患关系的科学构建——从临床治疗到生命伦理 [C] . 2014 卫生法学与生命伦理国际研讨会，2014.

[12] 刘洋 . 医患冲突成因分析及其构建和谐医患关系的对策脉络 [D] . 广州：广州中医药大学，2013.

[13] 王林，沈坤荣，唐晓东 . 医患关系内涵及模式：基于社会交换理论的研究 [J] . 医学与哲学，2014（5）：49-51.

第三章

医患关系测评
工具的研制

第一节　研究问题和研究框架

第二节　研究方法的确定

第一节 | 研究问题和研究框架

一、 研究问题

1. 综合医院医患关系的测评工具

① 医患关系（以承德市为例）的现况及影响因素。

② 护患关系紧张的主要表现形式和紧张程度评估标准。

③ 护士及患者双方对护患关系紧张中护士因素的认知是否存在异同。

2. 适用于精神病医院医患关系的测评工具

① 精神病医院医患关系的现况及影响因素。

② 医护人员、患者及家属对导致精神疾病患者（以精神分裂症患者为例）攻击行为原因的态度和看法是否存在异同。

③ 精神病医院护患交往过程中护士心理负荷现况及主要的影响因素。

二、 研究框架

研究框架见图 3-1。

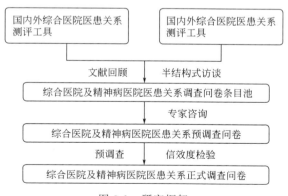

图 3-1 研究框架

三、 主要概念的可操作性定义

基于文献评析和相应的研究问题，为更好地聚焦问题、做好研究，本研究对主要概念给予了可操作性定义。

（1）护士　是指经执业注册取得护士执业证书，依照护士条例规定从事护理活动，履行保护生命、减轻痛苦、增进健康职责的卫生技术人员。

（2）患者　是指患有疾病、忍受疾病痛苦的人。

（3）患者家属（主要照顾者）　与患者同住，一天中的大多时间在照顾患者或料理其基本生活活动（若照顾时间相当，则指定其中一名为主要照顾者，其余作为协助者），其年龄是在 18 岁以上的家庭成员，一般是指患者的父母、子女（包括子女配偶）、配偶或兄弟姐妹等与患者有亲属关系的主要负担照顾工作的家庭成员。

（4）医院　是对特定群众或特定人群进行防病治病的场所，具备一定数量的病床设施、相应的医务人员和必要的设备，通过医务人员的集体协作，达到对住院或门诊、急诊患者实施以科学和正确的诊疗护理工作为主要目的卫生事业机构。

（5）综合医院　旨在处理各种疾病和损伤的医院是综合性医院，通常包括急诊部、门诊部和住院部。综合医院通常是一个地区的主要医疗机构，有大量的病床，可以同时为许多患者提供重症监护和长期照顾。

（6）专科医院　旨在治疗特定疾病或伤害的医院。按不同疾病或伤害，可分为儿科医院、妇科医院、肛肠科医院、耳鼻喉科医院、皮肤科医院、精神病医院、肿瘤医院、传染病医院等。

（7）医患关系　医患关系是指患者在治疗过程中与医疗机构及其医护人员发生的特定医疗关系。对精神疾病患者这类特殊群体来说，医患关系应作广义的理解："医"，即医疗，不仅仅指医生，还应包括参与治疗的护理人员、医疗技术人员、管理人员及这些人员所在的医疗机构或医疗单位；"患"，即患者方，不仅包括患者本人，还应包括患者的监护人、患者的近亲属及所在单位。

（8）护患关系　由于理解的差异，不同学者对护患关系的概念做出了不同的诠释。目前，被认为比较权威、概括比较全面、使用较多的是李小妹提出的，即提出护患关系（nurse-patient relationship）是指护患双方在相互尊重并接受彼此民族文化差异的基础上，在相互学习和促进的过程中形成的一种特殊的人际关系。它有广义和狭义之分，广义上指护理人员在围绕患者治疗和护理的过程中与患者及其家属、陪护人、监护人所形成的各种人际关系；狭义上则指护理人员与患者在特定时间及环境内相互形成的一种特殊的人际关系。

（9）护患关系紧张　综合各位学者对"护患冲突""护患矛盾""护患纠纷"的描述，研究者将护患关系紧张定义为，护理人员在为患者提供服务的过程中，与患者及其家属、陪护人、监护人之间发生的不愉快、矛盾甚至纠纷。

第二节 ｜ 研究方法的确定

一、 对研究方法的选择

研究方法主要有两大类：质性研究和量性研究。应根据研究目的和研究问题而选择所适用的研究方法。质性研究和量性研究在研究焦点、理论基础、研究步骤、研究目标、研究设计、与研究对象的关系、研究数据、所使用的研究工具、资料分析方法等方面均有所差异。本研究根据研究目的及研究问题，拟以量性结合质性的研究方法，首先在综合医院或精神病医院内，按研究目的选择数名临床护士、医生、患者及家属进行"面对面、一对一"的半结构式深入访谈，获得患方（患者及家属）、医方（医生、护士、医院管理）、环境（自然、社会）等方面影响医/护患关系的主要因素，以保证后续所形成测评工具的科学性、全面性。在此基础上，全面回顾分析国内外相关文献，形成医患关系测评工具的条目池，经专家会议后，初步形成分别适用于测评综合医院及精神病医院医患关系的工具（问卷或量表）。经预调查及大样本问卷调查后，严格检验其信度及效度，形成正式测评工具。由此，本研究应用质性及量性研究相结合的方法完成研究过程，其优点为：可从不同研究方法中得出研究结果，并及时进行统计检验和相互补充，研究结果较丰富，不仅有理论框架而且有数据支持，不仅有面上的分布状态而且有点上的过程和变化。本研究原始资料及数据是通过以下几种主要的研究方法收集的：文献分析法、质性访谈法、专家会议法和问卷调查法等。

二、 问卷的预试和正式问卷的生成研究

1. 问卷的选择

量化研究的最初阶段是分别适用于综合医院及精神病医院内，医患关系及护患关系测评工具的发展，根植于先前学者们的研究。

（1）对综合医院医患关系测评工具的选择　课题组参考 2008 年吕兆丰等对 10 所医院医患关系现况的调查，2011 年魏俊丽对患者视角下医患关系现况的调查，以"医患社会角色理论""信息不对称理论"及"医患关系的基本模式"为理论基础，通过对医护人员、患者及家属的半结构式深入访谈，遴选临床及护理领域的专家进行会议咨询，预调查及大样本调查后，形成了医患关系现况及影响因素的调查问卷（见本章后附6，附7），共包括三部分：①调查对象（医生、护士、患者及家属）的一般资料；②医患关系现况问卷，包括医患关系的总体状况（6 个条目）、医疗品质现况（7 个条目）2 个维度，共 13 个条目；③医患关系影响因素问卷，包括环境因素（12 个条目）、医生护士因素（12 个条目）、患者及家属因素（12 个条目）3 个维度，共 36 个条目。

此外，课题组通过文献回顾，对护患关系概念及理论进行深入分析，探讨护患关系紧张的操作性定义及影响因素，并对临床一线护士、患者及家属开展半结构式深入访谈，遴选临床护理管理及高校护理教育专家进行会议咨询，预调查及大样本调查后，形成护患关系紧张中护士因素认知问

卷（见本章后附 8，附 9）。根据被测试人群（护士及患者）的种类，该问卷可分为护士版及患者版。共包括两个部分：①调查对象的一般资料；②护患关系紧张中护士因素认知问卷，由相关专业知识、技术能力、沟通能力、服务态度及意识、病房环境管理、职业和人文素质、性格因素、社会与组织环境、人际环境 9 个维度组成，护士版 58 个条目，患者版 58 个条目。

（2）对精神病医院医患关系测评工具的选择　课题组以社会冲突理论及 Peplau 人际关系理论为基础，参照医患关系量表（PDRQ-15）、"困难"医患关系量表（DDPRQ-10）以及国内学者自行设计的对精神科护士身体暴力伤害现状调查的问卷，通过对符合纳入标准的精神疾病患者、家属（主要照顾者）及医护人员进行半结构式深入访谈，遴选从事精神科工作的医疗及护理专家开展会议咨询，预调查及大样本调查后，编制精神病医院医患关系问卷（见本章后附 10，附 11）。共包括两个部分：①调查对象（医护人员、患者及家属）的一般资料；②医患关系现况及影响因素问卷，包括医患关系现况调查（5 个条目），医患关系影响因素调查包括环境因素（9 个条目）、医护人员因素（12 个条目）、患方因素（9 个条目）3 个维度，共 30 个条目。

由于护士对精神疾病患者攻击行为原因的认识和看法会影响其对攻击行为管理方式的选择，因而进一步从护士及患者角度科学、全面地分析精神分裂症患者攻击行为原因的态度及看法。课题组参考国内外学者对精神疾病患者攻击行为原因的理论及实证性研究，以荷兰学者 Nijman（1999年）所提出的攻击行为原因模式为理论基础，通过对符合纳入编制的精神分裂症患者、临床一线护士进行半结构式深入访谈，遴选精神科护理及护理教育专家开展会议咨询，预调查及大样本调查后，编制适合我国文化背景的精神分裂症患者攻击行为原因态度的问卷（见本章后附 12，附 13）。根据被测试人群（护士及患者）的种类，该问卷可分为护士版及患者版。共包括两个部分：①调查对象的一般资料；②精神分裂症患者攻击行为原因态度问卷，包括医护因素、患者因素、环境因素、家庭因素 4 个维度，护士版 29 个条目，患者版 21 个条目。

此外，课题组以工作特征压力模型中应用最广泛的工作要求-资源模型为理论基础，参照李小妹设计修订的中国护士压力源量表、Amirkhan 的压力负荷量表，以及黄惠根等汉化的 Brooks 护士工作生活质量量表，综合对 13 名精神科护士的访谈结果，遴选 16 位专家开展会议咨询，预调查及大样本调查后，编制精神科护患交往过程中护士心理负荷问卷（见本章后附 14）。调查工具包括两部分：①自编一般资料问卷；②精神科护患交往压力性事件问卷，包括环境及社会支持因素（9 个条目）、护士特征性因素（8 个条目）、患者特征性因素（9 个条目）3 个维度，共 26 个条目。

关于条目计分方式，目前，社会学中的问卷研究多采用李克特量表进行评分，多使用 4～6 点计分法，其中 5 点计分法的内部一致性较好。Berdie 在 1994 年根据研究经验，对问卷（或量表）的计分方法提出如下观点：多数情况下，采用 5 点计分的问卷（或量表）最可靠，超过 5 点计分的选项，缺乏足够的辨别力；3 点计分与 5 点计分相比，5 点计分的问卷（或量表）更能显示出温和意见与强烈意见的区别；问卷（或量表）计分点数越多，答案分布就越广，方差也越大。有人认为这将会提高研究工具的鉴别力。但答案分布太广容易使调查结果缺乏可信性。同时，方差太大也代表着抽取误差较大。因此，课题组选择使用 Likert 5 级评分法，综合医院及精神病医院医患关系调查选项为 5（非常同意/满意/和谐/信任/尊重）～1（非常不同意/不满意/不和谐/不信任/不尊重）。

问题、假设和统计分析方法见表 3-1。

表 3-1　问题、假设和统计分析方法

研究问题	研究假设	统计分析方法
综合医院护患关系紧张主要表现形式和紧张程度评估标准是什么？	综合医院护患关系紧张主要表现形式为语言冲突、投诉、肢体冲突等；紧张程度的评估标准为护士服务态度不佳、治疗效果未达到患方期望等	质性研究
综合医院医患关系(以承德市为例)的现况及影响因素是什么？	综合医院护患关系较紧张；影响因素为：护士方面、患者方面、管理方面、患者方面	统计描述；回归分析

续表

研究问题	研究假设	统计分析方法
综合医院护士及患者双方对护患关系紧张中护士因素的认知存在哪些异同？	护士及患者双方对护患关系紧张中护士因素的认知存在异同	方差分析
精神病医院医患关系的现况及影响因素？	精神病医院护患关系较紧张；影响因素为：护士方面、患者方面、管理方面、患者方面	统计描述；回归分析
精神病医院医护人员、患者及家属对导致精神疾病患者（以精神分裂症患者为例）攻击行为原因的态度和看法存在哪些异同？	医护人员、患者及家属对导致精神疾病患者（以精神分裂症患者为例）攻击行为原因的态度和看法存在异同	方差分析
精神病医院护患交往过程中护士心理负荷现况及主要的影响因素是什么？	精神病医院护患交往过程中，护士心理负荷总体处于较高水平；主要的影响因素为：护士特征因素、来自患者的暴力因素等	统计描述；相关分析；回归分析

2. 问卷工具的发展和研究框架因素的分析

（1）抽样方法　调查抽样的方法及调查对象的选取有效，首先要以有效抽样为基础。为最大程度减少调查抽样对研究结果所造成的偏倚，也为后续研究能更客观地从患者及家属、医生及护士角度全面分析综合医院及精神病医院医患关系的现况及影响因素，课题组在选取研究对象时，充分考虑研究目的及研究计划的可行性，严格遵照纳入及排除标准，选取临床一线医生及护士、住院患者及家属进行访谈及调查，具体见表 3-2。

① 综合医院医患关系现况及影响因素问卷：采取便利抽样的方法，选取承德市区 6 所医院的医生护士、患者及家属。医生护士纳入标准：在岗临床一线的医生或护士，取得相应执业资格证；有一年以上工作经验；自愿参与本研究；非手术室、供应室、ICU 医护人员。患者及家属（主要照顾者）纳入标准：住院患者或家属（主要照顾者）；年龄≥18 周岁；具备正常的阅读和理解能力；知情同意并自愿参与本研究；非病情危重，昏迷，有神经、精神系统症状的患者。

确定样本量时，通过查阅文献可知，目标人群数为 100～1000 人时，样本量需抽取总人数的 20%～50%，目标人群数为 1000～5000 人时，样本量需抽取总人数的 10％～30％。承德市医院注册医务人员总数为 3000 人，患者病床总数为 3500 人。所以医务人员样本量应为 300～1500 人，患者样本量为 350～1650 人。由此，本次调查发放医生和护士、患者及家属问卷各 1500 份，总计 3000 份。

② 综合医院护患关系紧张中护士因素认知问卷：采取便利抽样的方法，选取承德市某三甲医院的临床护士和患者进行调查。护士纳入标准：在岗临床一线护士，已取得护士资格证；有 3 个月以上工作经验；在临床工作中需与患者及其家属有直接接触；自愿参与本研究。护士排除标准：急/门诊、手术室、供应室、ICU 护士。患者纳入标准：住院患者，接受日常护理服务；年龄≥18 周岁；具备正常的阅读和理解能力；知情同意并自愿参与本研究。患者排除标准：病情危重，昏迷，有神经、精神系统症状。确定样本量时，遵循以下两种方式。

方式一：本研究所调查的三甲医院符合标准的护士总人数约为 800 人，样本量需抽取总人数的 20％～50％，同时考虑到 10％的不合格率，最终样本量应为 176～440。

方式二：对于有限总体，样本抽样的大小公式如下：

$$N \geqslant \frac{N}{\left(\dfrac{\alpha}{k}\right)^2 \dfrac{N-1}{P\,(1-P)}+1}$$

式中，N 为总体的样本量（$N \approx 800$）；P 通常设为 0.50，显著水平设定为 0.05（$\alpha = 0.05$），计算得出样本量应≥260。

综合以上两种方法，本次调查共发放问卷 700 份，护士和患者各 350 份。

③ 精神病医院医患关系问卷：因河北省内不同级别精神病医院在规模、管理等方面存在差异，因而采用分层抽样的方法选取河北省内精神病医院的医护人员、患者及家属作为调查对象。医护人员纳入标准：精神病医院从事临床医疗（护理）工作，已取得相应执业资格证；具有 1 年及以上临床经验；自愿参与本研究。医护人员排除标准：医技部门（无抽搐电

痉挛治疗中心）及辅助部门的医护人员。患者及家属纳入标准：医生证实有部分或完全自知力的稳定期患者；患者或家属年龄在 18 周岁以上；具有良好的表达和理解能力的患者或家属；同意并自愿参加本研究的患者或家属。患者排除标准：伴发躯体疾病、脑器质性疾病的患者；当前情绪不稳定的患者。

河北省内共有约 90 家精神病医院，其中三级医院 1 家、二级医院 13 家、一级及以下约 70 家。本次调查的精神病医院符合标准的医护人员总数约 2400 人，患者总数约 3000 人。由此，医护人员样本量应抽取其总人数的 10%～30%，为 240～720 人；患者样本量应抽取其总人数的 20%～50%，为 300～900 人。根据样本容量与总体人数的比例，在各级精神病医院抽取的医护人员人数为：三级医院 40～120 人、二级医院 50～150 人、一级及以下医院 150～450 人。抽取的患者人数为：三级医院 50～150 人、二级医院 100～300 人、一级及以下医院 150～450 人。

由此，确定本次调查共发放问卷医护人员 431 份，患者（或家属）438 份，共 869 份。其中三级医院发放 143 份（患者 73 份，医护 70 份），二级医院发放 251 份（患者 146 份，医护 105 份），一级医院发放 475 份（患者 219 份，医护 256 份）。

④ 精神分裂症患者攻击行为原因态度问卷：选择河南省某精神病医院护士和患者实施调查，选取研究对象需遵循以下原则：研究对象的性质与之后正式问卷所要调查研究对象的性质相同；研究对象人数以问卷中所包含最多条目的"分量表"的 3～5 倍为宜；进行因子分析时，条目数与样本数的比例为 1 ：（5～10），但如果样本量在 300 以上时，比例要求可忽略。本次调查按条目数的 10 倍计算，考虑 10% 的样本流失量，最终确定护患两个版本问卷的样本量均应为 341 例。

本次调查采用便利抽样法，抽取河南省某精神病医院的 341 名护士和 341 名精神分裂症患者进行调查。护士纳入标准：从事临床工作 1 年以上的所有在岗护士；自愿参与本研究的护士。护士排除标准：医技部门及辅助部门的护士。患者纳入标准：符合 ICD-10 精神分裂症诊断标准者；经医生证实有部分或完全自知力的稳定期患者；年龄≥18 周岁者；具备一定的阅读和理解能力，并自愿参与本研究者。患者排除标准：伴发躯体疾病、脑器质性疾病及其他精神障碍者；当前情绪不稳定的患者。

⑤ 精神科护患交往过程中护士心理负荷问卷：选择河南省某精神病医院护士实施调查，选取研究对象需遵循的原则同"精神分裂症患者攻击行为原因态度问卷"。本次调查按条目数的 10 倍计算，考虑 10％的样本流失量，最终确定问卷的样本量为 360 例。

本次调查采用便利抽样法，抽取河南省某精神病医院的 360 名护士进行调查。护士纳入标准：获得知情同意，自愿参与本研究，从事精神科临床护理工作≥1 年的临床在职护士；护士排除标准：医技及辅助部门的护士。

表 3-2　研究对象的抽样

问卷	样本来源	医院总数	医院等级		
			三甲	二甲	一甲及以下
综合医院医患关系现况及影响因素问卷	综合医院	6	2	4	—
综合医院护患关系紧张中护士因素认知问卷	综合医院	1	1	—	—
精神病医院医患关系问卷	精神病医院	16	1	5	10
精神分裂症患者攻击行为原因态度问卷	精神病医院	1	1	—	—
精神科护患交往过程中护士心理负荷问卷	精神病医院	1	1	—	—

注："—"表示未从该等级医院内抽样。

（2）样本特征　课题组在编制用于调查综合医院及精神病医院医患关系及影响因素的测评工具时，选取研究对象的总例数及构成见表 3-3。

表 3-3　研究对象的总例数及构成

问卷	样本总数	样本构成			
		医生	护士	患者	家属
综合医院医患关系现况及影响因素问卷	2758	593(44.9%)	727(55.1%)	552(38.4%)	886(61.6%)
综合医院护患关系紧张中护士因素认知问卷	589	—	284(48.2%)	305(51.8%)	—
精神病医院医患关系问卷	869	161(37.4%)	270(62.6%)	308(70.3%)	130(29.7%)
精神分裂症患者攻击行为原因态度问卷	631	—	312(49.4%)	319(50.6%)	—
精神科护患交往过程中护士角色心理压力负荷问卷	360	—	360(100%)	—	—

注："—"表示未从该人群内抽样。

① 综合医院医患关系现况及影响因素问卷：分别选取承德市区 6 所医院的医护人员、患者及家属各 1500 人进行问卷调查，回收医护版问卷 1320 份（有效回收率为 88.0%），患者及家属版问卷 1438 份（有效回收率为 95.9%）。经统计分析后，研究对象的基本情况见表 3-4。

表3-4 综合医院医患关系现况及影响因素问卷研究对象的一般资料

项目		医生护士 (n=1320)		项目		患者及家属 (n=1438)	
		例数 (n)	百分比/%			例数 (n)	百分比/%
职业	医生	593	44.9	类别	患者	552	38.4
	护士	727	55.1		家属	886	61.6
性别	男	376	28.5	性别	男	712	49.5
	女	944	71.5		女	726	50.5
文化 程度	中专及以下	28	2.1	文化 程度	小学及以下	90	6.3
	大专	334	25.3		初中	357	24.8
	本科	842	63.8		高中	319	22.2
	硕士及以上	116	8.8		中专或职高	209	14.5
职称	初级	430	32.5		大专	236	16.4
	中级	624	47.3		本科及以上	227	15.8
	副高	231	17.5	家庭所 在地	城市	533	37.1
	正高	35	2.7		城镇	459	31.9
工作 科室	内科	237	18		农村	446	31.0
	外科	516	39.1	职业	公务员	117	8.1
	妇产科	211	16.0		教师	151	10.5
	儿科	87	6.6		工人	343	23.8
	急诊	83	6.3		农民	274	19.1
	其他	186	14.1		自由职业者	285	19.8
从事 临床 工作 的时 间	1年以内	61	4.6		退休	73	5.1
	1～5年	356	27		无业	115	8.0
	6～10年	438	33.2		学生	47	3.3
	11～20年	273	20.7		其他	33	2.3
	20年及以上	192	14.5	住院 科室	内科	295	20.5
					外科	570	39.7
					妇产科	334	23.2
					儿科	137	9.5
					急诊科	77	5.4
					其他	25	1.7
				住院 时间	1周以内	460	32.0
					1周～1个月	711	49.4
					1～6个月	230	16.0
					6个月及以上	37	2.6
				医疗费 用支付 方式	全部公费	40	2.8
					全部自费	346	24.1
					医疗保险	597	41.5
					新农合	431	30.0
					大病统筹	20	1.4
					其他	4	0.3

　　② 综合医院护患关系紧张中护士因素认知问卷：选取承德市某三甲医院的护士及患者各350人进行问卷调查，回收有效问卷分别为284份和305份，有效回收率分别为81.14％、87.14％。经统计分析后，研究对象的基本情况见表3-5。

表3-5 综合医院护患关系紧张中护士因素认知问卷研究对象的基本情况

项目		护士(*n*=284)		项目		患者(*n*=305)	
		例数(*n*)	百分比/%			例数(*n*)	百分比/%
性别	男	3	1.1	性别	男	151	49.5
	女	281	98.9		女	154	50.5
独生子女	是	88	31.0	独生子女	是	54	17.7
	否	196	69.0		否	251	82.3
年龄	40岁及以下	257	90.5	年龄	40岁及以下	134	43.9
	41~60岁	27	9.5		41~60岁	126	41.3
	60岁以上	0	0.0		60岁以上	45	14.8
婚姻状况	未婚	120	42.3	婚姻状况	未婚	32	10.5
	已婚	164	57.7		已婚	255	83.6
	离异或丧偶	0	0.0		离异或丧偶	18	5.9
文化程度	高中及中专	8	2.8	文化程度	中专及以下	218	71.5
	大专	120	42.3		大专及以上	87	28.5
	本科	143	50.3	住院科室	内科	142	46.6
	硕士及以上	13	4.6		外科	120	39.3
工作科室	内科	128	45.1		妇产科	19	6.2
	外科	112	39.4		儿科	24	7.9
	妇产科	19	6.7	住院时间	<1周	105	34.4
	儿科	25	8.8		1周~1个月	163	53.4
工作时间	1年以内	54	19.0		1~6个月	32	10.5
	1~5年	89	31.3		6个月及以上	5	1.6
	5~10年	85	29.9	医疗费用支付方式	公费	13	4.3
	10~20年	37	13.0		医疗保险	112	36.7
	20年及以上	19	6.7		新农合	114	37.4
					自费	56	18.4
					其他	10	3.3

③ 精神病医院医患关系问卷：选取河北省 16 所精神病医院的医护人员、患者及家属进行调查，共发放问卷 920 份，其中医护人员 460 份，患者及家属 460 份，回收有效问卷分别为 431 份和 438 份，有效回收率分别

为 93.7％和 95.2％。经统计，研究对象的基本情况见表 3-6。

表3-6　精神病医院医患关系问卷研究对象的一般资料

项目		医护人员 (n=431)		项目		患者及家属 (n=438)	
		例数(n)	百分比/%			例数(n)	百分比/%
职业	医生	161	37.4	类别	患者	308	70.3
	护士	270	62.6		家属	130	29.7
性别	男	155	36.0	性别	男	158	36.0
	女	276	64.0		女	280	64.0
年龄	20～30岁	117	27.1	年龄	18～30岁	97	22.1
	31～40岁	174	40.4		31～40岁	115	26.3
	41～50岁	99	23.0		41～50岁	119	27.2
	50岁以上	41	9.5		50～60岁	86	19.6
					61岁以上	21	4.8
文化程度	中专及以下	31	7.2	文化程度	中专及以下	324	74.0
	专科(大专)	148	34.3		专科(大专)	79	18.0
	本科	241	55.9		本科及以上	35	8.0
	研究生及以上	11	2.6				
职称	初级	204	47.3	职业	公务员	29	6.6
	中级	168	39.0		工人	98	22.4
	副高	43	10.0		农民	171	39.0
	正高	16	3.7		学生	12	2.7
工作年限	1～5年	101	23.4		自由从业者	62	14.2
	6～10年	106	24.6		退休	23	5.3
	11～20年	128	29.7		无业	38	8.7
	20年以上	96	22.3		其他	5	1.1
专业	临床医学	141	32.7	婚姻状况	未婚	137	31.3
	普通护理	240	55.7		已婚	248	56.6
	涉外(英语)护理	12	2.8		离异	41	9.4
	精神医学	25	5.8		丧偶	12	2.7
	其他	13	3.0				
是否系统学习过精神科知识	是	264	61.3	住院科室	老年精神科	16	3.7
	否	167	38.7		中西医结合精神科	273	62.3
工作区域	男病区	170	39.4		普通精神科	45	10.3
	女病区	182	42.2		急诊科	2	0.5
	混合病区	79	18.4		门诊部	42	9.6
					心理科	60	13.7
工作科室	老年精神科	14	3.2	住院次数	1次	125	28.5
	中西医结合精神科	81	18.8		2次	129	29.5
	普通精神科	268	62.2		3次	116	26.5
	急诊部	3	0.7		4次及以上	68	15.5
	门诊部	8	1.9				
	心理科	57	13.2	费用支付方式	公费	31	7.1
					医疗保险	107	24.4
					新农合	236	53.9
					自费	64	14.6
科室管理模式	开放式	71	16.5	科室管理模式	开放式	42	9.6
	半开放式	53	12.3		半开放式	88	20.1
	封闭式	307	71.2		封闭式	308	70.3

④ 精神分裂症患者攻击行为原因态度问卷：选取河南省某精神病医院的护士及精神分裂症患者各 341 人进行问卷调查，其回收的有效问卷分别为 312 份和 319 份，有效回收率分别为 91.50％和 93.55％。经统计分析后，研究对象的基本情况见表 3-7。

表3-7 精神分裂症患者攻击行为原因态度问卷研究对象的一般资料

项目		护士 (n=312)		项目		患者 (n=319)	
		例数 (n)	百分比/%			例数 (n)	百分比/%
性别	男 女	65 247	20.8 79.2	性别	男 女	146 173	45.8 54.2
年龄	25岁及以下 26～35岁 36～45岁 46岁及以上	87 125 45 55	27.9 40.1 14.4 17.6	年龄	25岁及以下 26～35岁 36～45岁 46岁及以上	108 120 54 37	33.9 37.6 16.9 11.6
文化程度	中专 大专 本科及以上	29 190 93	9.3 60.9 29.8	文化程度	小学及以下 初中 高中(中专) 大专 本科及以上	30 101 107 48 33	9.4 31.7 33.5 15.0 10.3
工作时间(年)	1～5 6～10 11～20 >20	128 62 45 77	41.0 19.9 14.4 24.7	婚姻状况	未婚 已婚 离异 丧偶	146 145 26 2	45.8 45.5 8.2 0.6
职称	护士 护师 主管护师 副主任护师	135 97 67 13	43.3 31.1 21.5 4.2	居住状况	独居 与配偶同住 与父母(子女)同住 与配偶和父母(子女)同住 与其他照顾者同住	28 50 162 73 6	8.8 15.7 50.8 22.9 1.9
工作病区	男病区 女病区 混合病区 其他	96 102 89 25	30.8 32.7 28.5 8.0	住院次数	1次 2次 3次 4次及以上	105 101 55 58	32.9 31.7 17.2 18.2
是否经历过患者攻击	是 否	306 6	98.1 1.9	是否经历过患者攻击	是 否	169 150	53.0 47.0

⑤ 精神科护患交往过程中护士心理负荷问卷：选取 365 名护士进行问卷调查，共发放问卷 365 份，回收有效问卷 360 份，问卷有效回收率为 98.63％。经统计分析后，研究对象的基本情况见表 3-8。

表 3-8　精神科护患交往过程中护士心理负荷问卷研究对象的一般资料（$n=360$）

项目		总例数(n)	百分比/%	高心理负荷		低心理负荷	
				例数(n)	百分比/%	例数(n)	百分比/%
性别	男	85	21.3	46	26.1	39	26.2
	女	275	78.7	130	73.9	145	78.8
年龄	18～30 岁	230	63.9	116	63.0	114	64.8
	31～40 岁	54	15.0	30	16.3	24	13.6
	41～50 岁	46	12.8	24	13.0	22	12.5
	50 岁以上	30	8.3	14	7.6	16	9.1
学历	中专	16	4.4	7	3.8	9	5.1
	大专	172	47.8	80	44	92	51.7
	本科及以上	172	47.8	95	52.2	77	43.3
职称	初级	278	77.2	145	78.8	133	75.5
	中级	68	18.9	29	15.8	39	22.2
	副高及以上	14	3.9	10	5.4	4	2.3
工作年限	1～5 年	219	60.8	68	37.0	77	43.7
	6 年及以上	141	39.2	116	63.0	99	56.3
系统培训	是	247	68.6	114	62.0	133	75.6
	否	113	31.4	70	38.0	43	24.4
工作区域	男病区	138	38.3	84	45.7	73	41.5
	女病区	126	25.0	51	29.0	65	35.3
	其他	96	26.7	35	19.0	52	29.5

　　（3）项目分析　课题组在文献回顾、质性访谈的基础上构建问卷条目池。对各问卷进行项目分析时，首先召开专家会议，请专家对预设问卷的维度、条目进行审阅，即以适合性、有效性、可行性为原则讨论各条目的维度归属是否正确，各条目之间是否重复混淆，表述是否清晰，是否需要增删修改等，当所有专家意见初步达成统一后会议结束。课题组结合专家意见，在查阅文献的基础上予以讨论，完善各条目、维度设置。之后，选取大样本数量的 10% 进行预调查，进一步修订完善条目内容，形成预调查问卷。最后，应用该问卷进行大样本调查，通过 t 检验法、相关分析法及克朗巴赫系数法、因子分析法对问卷条目予以筛选与修订，形成正式调查问卷（见表 3-9）。具体方法为：① t 检验法，即从条目的鉴别度进行分析。将调查对象按总得分的高低进行排序，上下 27% 分别作为高分组和低分组，通过 t 检验比较两组在各条目平均数的差异显著性，删除差异无统计学意义（$P>0.05$）的条目。②相关分析法，即从条目的代表性和独立性

进行分析。计算各条目与总分的 Pearson 积差相关系数（r），值越大，相关越高，表示条目与总问卷的同质性越高，所要测量的心理特质或潜在行为更为接近。如果条目与总分的相关系数未达显著（$P>0.05$），或两者为低度相关（$r<0.4$），表示条目与整体问卷的同质性不高，最好删除。③克朗巴赫系数分析法，信度系数在项目分析中，也可以作为同质性检验指标之一。采用最多者为克隆巴赫（Cronbach's α）系数，又称内部一致性系数。信度检验旨在检验删除某条目后，整体问卷信度系数的变化情形，如果条目删除后的问卷整体信度系数比原先的高，可考虑删除此条目。④因子分析法，应用探索性因子分析法统计各条目的因子载荷值，考虑删除因子载荷值<0.4 或同时有两个或两个以上的因子载荷值>0.4 的条目。

表 3-9　采用 t 检验法、相关分析法及克朗巴赫系数法对各问卷条目修订与筛选

问卷			原始条目数量	专家会议	预调查	项目分析方法后删除的条目				最终保留条目数量
						t 检验	相关分析	克朗巴赫系数	因子分析	
综合医院医患关系现况及影响因素问卷	医患关系现况问卷	医护版	15	删除 2 个	—	—	—	—	—	13
		患者及家属版								
	医患关系影响因素问卷	医护版	36	—	修订 1 个	—	—	—	—	36
		患者及家属版								
综合医院护患关系紧张中护士因素认知问卷	护士版		47	增加 14 个，删除 3 个，修改 14 个	修订 2 个	—	删除 4 个	—	54
	患者版		47	增加 14 个，删除 3 个，修改 14 个	修订 1 个	—	—	—	58
精神病医院医患关系问卷	医患关系现况问卷	医护版	5							5
		患者及家属版								
	医患关系影响因素问卷	医护版	32	删除 6 个；增加 4 个；修改 6 个	修改 1 个					30
		患者及家属版								

续表

问卷		原始条目数量	专家会议	预调查	项目分析方法后删除的条目				最终保留条目数量
					t 检验	相关分析	克朗巴赫系数	因子分析	
精神分裂症患者攻击行为原因态度问卷	护士版	34	修改1个；删除2个；合并2个	修改3个	—	—	—	删除2个，修改1个	29
	患者版	34	修改1个；删除2个；合并2个	修改3个	—	—	—	删除10个	21
精神科护患交往过程中护士心理负荷问卷		34	修改2个；删除2个；合并2个	修改1个	—	—	—	删除5个	26

注："—"表示未应用该方法进行项目分析，或应用该方法进行项目分析后未对条目予以修订。

（4）效度分析　效度是指测量工具所能反映出的研究内容的程度。课题组编制问卷时，应用内容效度分析及结构效度问卷效度进行检验，具体见表3-10。内容效度检验主要通过专家评价法来实现，即将预设问卷设置成专家问卷进行会议评定，按照"一点都不相关""需经修改否则不相关""相关但仍需改动""非常相关"四级评分法，将专家的评价结果进行两两配对后计算每个条目的内容效度比（index of content validity，CVI），维度的CVI用其所包含各条目的平均CVI计算，根据专家意见对问卷的条目进行增删修改，最后形成预调查问卷。

结构效度又称为构想效度，能反映问卷结构是否与问卷编制的理论设想相一致。应用主成分分析法抽取共享因素进行因子分析，旨在构建问卷的"结构效度"并予以检验。因子分析前，首先需要统计问卷的KMO（Kaiser-Meyer-Olkin）取样适度测量值和Bartlett球形检验值，一般认为KMO值＞0.8，Bartlett球形检验结果达0.05显著水平，表示变量间的共同因素越多，越适合进行因子分析。此外，采用逐项删除法，删除因子负荷小于0.4以及明显归类不当的条目，并根据以下准则确定因子数：因子特征值大于1；提取的因子在旋转前至少解释1%的变异量；每个因子至少包含 3 个题项；因子比较好命名。课题组对经项目分析后包含 31 个条目的护士版及患者版精神分裂症患者攻击行为原因态度问卷，以及包含 34 个条目的精神科护患交往过程中护士心理负荷问卷进行因子分析。具体结果为：①护士版精神分裂症患者攻击行为原因态度问卷：调查所得 312 份数据的统计分析显示，KMO 值为 0.879，Bartlett 球形检验 $\chi^2 = 4938.815$，$P = 0.000 < 0.01$，表明变量间有共同因素存在，适合进行因子分析。经方差最大正交旋转后提取特征值＞1 的因子 4 个，累积解释变异量为 56.175％（见表 3-11）。最终确定护士版问卷共 29 个条目，4 个维度（本章后见附 12）。②患者版精神分裂症患者攻击行为原因态度问卷：调查所得 319 份数据的统计分析显示，KMO 值为 0.873，Bartlett 球形检验 $\chi^2 = 2279.430$，$P = 0.000 < 0.01$，仍适合进行因子分析。经方差最大正交旋转后提取特征值＞1 的因子 4 个，累积解释变异量为 53.312％（见表 3-11）。最终确定患者版问卷共 21 个条目，4 个维度（见本章后附 13）。③精神科护患交往过程中护士心理负荷问卷：调查所得 360 份数据的统计分析显示，KMO 值为 0.820，Bartlett 球形检验 $\chi^2 = 1707.191$，$P = 0.000 < 0.01$，表明变量间有共同因素存在，适合进行因子分析。经方差最大正交旋转后提取特征值＞1 的因子 3 个，累积解释变异量为 49.564％（见表 3-12）。

综上所述，护士版及患者版精神分裂症患者攻击行为原因态度问卷的 4 个因子结构，精神科护患交往过程中护士心理负荷问卷的 3 个因子结构均与问卷编制的理论构想基本吻合。根据各因子所包含条目的具体内容，护士版精神分裂症患者攻击行为原因态度问卷的 4 个因子依次命名为"医护因素""患者因素""环境因素""家庭因素"；患者版精神分裂症患者攻击行为原因态度问卷的 4 个因子依次命名为"医护因素""家庭因素""环境因素""患者因素"；精神科护患交往过程中护士心理负荷问卷的 3 个因子依次命名为"护士特征因素""患者特征因素""环境与社会支持因素"。

表 3-10　对各问卷进行效度检验结果

问卷			内容效度（CVI）	因子分析前维度预设	KMO值	Bartlett球形检验结果	因子分析后维度检验	方差累积贡献率
综合医院医患关系现况及影响因素问卷	医患关系现况问卷	医护版	0.989	2	—	—	—	—
		患者及家属版	0.969	2	—	—	—	—
	医患关系影响因素问卷	医护版	0.966	3	—	—	—	—
		患者及家属版	0.971	3	—	—	—	—
综合医院护患关系紧张中护士因素认知问卷	护士版		0.997	9	—	—	—	—
	患者版		0.997	9	—	—	—	—
精神病医院医患关系问卷	医患关系现况问卷	医护版	1.000	—	—	—	—	—
		患者及家属版	1.000	—	—	—	—	—
	医患关系影响因素问卷	医护版	0.994	3	—	—	—	—
		患者及家属版	0.994	3	—	—	—	—
精神分裂症患者攻击行为原因态度问卷	护士版		0.966	4	0.879	$X^2=4938.815$; $P=0.000<0.01$	4	56.175%
	患者版		0.971	4	0.873	$X^2=2279.430$; $P=0.000<0.01$	4	53.312%
精神科护患交往过程中护士心理负荷问卷			0.956	3	0.820	$X^2=1707.191$; $P=0.000<0.01$	3	49.564%

注："—"表示未应用该方法进行效度分析。

表 3-11　护士版及患者版精神分裂症患者攻击行为原因态度问卷转轴后的因子负荷矩阵

护士版问卷（$n=312,T=29$）					患者版问卷（$n=319,T=21$）				
条目序号	因子1	因子2	因子3	因子4	条目序号	因子1	因子2	因子3	因子4
13	0.828				10	0.802			
11	0.774				11	0.800			
10	0.766				13	0.744			
15	0.707				12	0.697			
12	0.697				9	0.492			
16	0.662				14	0.460			
9	0.622				20		0.798		
14	0.547				21		0.713		
17	0.444				22		0.692		
4		0.766			19		0.578		
2		0.754			18		0.563		

护士版问卷(n=312,T=29)					患者版问卷(n=319,T=21)				
条目序号	因子1	因子2	因子3	因子4	条目序号	因子1	因子2	因子3	因子4
3		0.748			23		0.530		
8		0.727			27			0.782	
7		0.695			28			0.746	
5		0.671			26			0.717	
6		0.653			25			0.606	
1		0.556			1				0.696
27			0.834		2				0.640
28			0.822		5				0.633
26			0.750		6				0.627
25			0.626		4				0.596
30			0.567		特征值	3.237	2.992	2.661	2.306
29			0.501		贡献率/%	15.413	14.245	12.672	10.982
31			0.458	0.565	累积贡献率/%	15.413	29.658	42.330	53.312
21				0.819					
22				0.797					
20				0.693					
24				0.541					
19				0.480					
特征值	4.436	4.235	3.865	3.754					
贡献率/%	15.297	14.605	13.328	12.944					
累积贡献率/%	15.297	29.902	43.231	56.175					

注：按负荷大小排序；"T"表示问卷条目总数。

表 3-12 精神科护士工作心理负荷问卷探索性因子分析结果（n=360，T=26）

项目	因子1		因子2		因子3	
	条目序号	因子载荷值	条目序号	因子载荷值	条目序号	因子载荷值
分析结果	1	0.543	11	0.625	23	0.565
	2	0.541	14	0.690	24	0.639
	3	0.685	16	0.695	25	0.563
	4	0.742	17	0.641	26	0.801
	5	0.724	18	0.767	27	0.707
	6	0.715	19	0.739	28	0.740
	7	0.418	20	0.706	29	0.692
	9	0.463	21	0.744	30	0.618
			22	0.472	31	0.665

续表

项目	因子 1		因子 2		因子 3	
	条目序号	因子载荷值	条目序号	因子载荷值	条目序号	因子载荷值
特征值	5.480		4.766		3.135	
方差贡献率/%	20.295		17.653		11.616	
累计方差贡献率/%	20.295		37.948		49.564	

注：按负荷大小排序；"T"表示问卷条目总数。

（5）信度分析　课题组采用内部一致性信度及重测信度对各问卷的信度进行检验。前者可应用 Cronbach's α 系数进行检验；后者可通过便利抽取 30 名护士和（或）医生、30 名患者和（或）家属在间隔 10～14 天后进行重测，计算先后两次得分的相关系数（Pearson 相关系数），结果见表 3-13～表 3-17。

表 3-13　综合医院医患关系现况及影响因素问卷的信度

问卷	维度/项目	条目个数		Cronbach's α 系数		重测信度(r 值)	
		医护版	患者及家属版	医护版($n=1320$)	患者及家属版($n=1438$)	医护版($n=30$)	患者及家属版($n=30$)
医患关系现况问卷	医患关系的总体现况	6	6	0.869	0.808	0.966	0.903
	医疗品质现况	7	7	0.821	0.851	0.913	0.972
	总问卷	13	13	0.782	0.824	0.941	0.933
医患关系影响因素问卷	环境因素	12	12	0.874	0.896	0.889	0.886
	医护因素	12	12	0.932	0.922	0.961	0.911
	患者因素	12	12	0.950	0.957	0.983	0.963
	总问卷	36	36	0.909	0.915	0.869	0.907

表 3-14　综合医院护患关系紧张中护士因素认知问卷的信度

维度/项目	条目个数		Cronbach's α 系数		重测信度(r 值)	
	护士版	患者版	护士版($n=284$)	患者版($n=305$)	护士版($n=30$)	患者版($n=30$)
相关专业知识	7	9	0.852	0.876	0.727	0.701
技术能力	5	5	0.882	0.793	0.735	0.705
沟通能力	8	8	0.770	0.854	0.728	0.886
服务态度及意识	8	8	0.795	0.800	0.743	0.737
病房环境管理	5	6	0.748	0.747	0.709	0.746
职业和人文素质	6	6	0.791	0.809	0.711	0.802
性格因素	6	6	0.840	0.830	0.706	0.859

续表

维度/项目	条目个数		Cronbach's α 系数		重测信度（r 值）	
	护士版	患者版	护士版 （n＝284）	患者版 （n＝305）	护士版 （n＝30）	患者版 （n＝30）
社会与组织环境	6	6	0.866	0.840	0.661	0.653
人际环境	3	4	0.902	0.920	0.434	0.580
总问卷	54	58	0.934	0.955	0.796	0.887

表 3-15　精神病医院医患关系影响因素问卷的信度

问卷	维度/项目	条目个数		Cronbach'sα 系数		重测信度（r 值）	
		医护版	患者及 家属版	医护版 （n＝431）	患者及家属 版（n＝438）	医护版 （n＝30）	患者及家属 版（n＝30）
医患关系 现况问卷	总问卷	5	5	0.880	0.811	0.912	0.905
医患关系影 响因素问卷	环境因素	9	9	0.843	0.739	0.879	0.846
	医护人员因素	12	12	0.801	0.814	0.945	0.909
	患方因素	9	9	0.822	0.712	0.933	0.876
	总问卷	30	30	0.823	0.853	0.889	0.863

注：医患关系现况问卷未进行维度分数，因而仅统计总问卷的信度。

表 3-16　精神分裂症患者攻击行为原因态度问卷的信度

维度/项目	条目个数		Cronbach's α 系数	
	护士版	患者版	护士版（n＝312）	患者版（n＝319）
患者因素	9	5	0.870	0.696
医护因素	8	6	0.868	0.822
家庭因素	7	6	0.812	0.787
环境因素	5	4	0.896	0.777
总问卷	29	21	0.909	0.879

表 3-17　精神科护患交往过程中护士心理负荷问卷

维度/项目	条目个数	Cronbach's α 系数
护士特征因素	8	0.869
患者特征因素	9	0.888
环境及社会支持因素	9	0.825
总问卷	26	0.884

（6）讨论

① 问卷的编制：课题组在编制问卷时，均以文献研究及半结构式访谈为基础构建问卷条目池。这不仅符合测量学的基本要求，而且可以反映出受试人群的真实感受，使条目内容更具真实性和可靠性。之后，通过专家

会议法、预实验法对原始问卷条目内容进行审核，课题组结合专家意见及预实验结果对条目内容增删修改，确保各条目均能反映所测量目的及要求，也为问卷良好的表面效度及内容效度提供保障。

② 问卷的效度：效度是指测验可以测量到所要测量对象的程度，反映的是测量结果的有效性和正确性。测评工具的效度越高，越能显示其所测量对象的真正特征。课题组在编制问卷过程中，通过预调查对问卷表面效度进行检验，其条目能准确表达所需测量的内容。对内容效度的检验，因涉及问卷语言表达的准确性，一般以专家评价为依据。课题组以 CVI 作为内容效度的量化指标，其取值范围为 0～1，值越高，表示该条目代表性越好，越适合作问卷条目。具体标准为：CVI≥0.75，条目予以保留；CVI＝0.40～0.75，条目予以修改；CVI＜0.4，条目予以删除。统计显示，各问卷的 CVI 介于 0.966～1.000 之间，可认为具有较好的内容效度。

此外，课题组在编制精神分裂症患者攻击行为原因态度问卷、精神科护患交往过程中护士心理负荷问卷时，还通过因子分析来检验其结构效度。因子分析的可靠性与样本大小有密切关系，研究指出，进行因子分析时项目数与样本数的比例为 1∶（5～10），但如果样本量在 300 以上，这个比例就不重要了。课题组统计分析时充分考虑上述准则，确定精神分裂症患者攻击行为原因态度问卷样本量为护士版（312 人）、患者版（319人）；精神科护患交往过程中护士心理负荷问卷样本量为 360 人，均满足因子分析的要求。统计结果还显示，KMO 值（＞0.8）及 Bartlett 球形检验值（P＜0.01）均达到因子分析的基本前提。另外，因子分析时，若提取的因子与问卷设计的理论假设构建相符，且各条目在某个公因子上的载荷值＞0.4，说明问卷有较好的结构效度。统计显示，精神分裂症患者攻击行为原因态度问卷、精神科护患交往过程中护士心理负荷问卷所分别提取的 4 个因子、3 个因子及其所包含条目与原假设构建相吻合，各条目因子载荷值均＞0.4，即该问卷也具有较好的结构效度。

③ 问卷的信度：信度是测量工具所能测得结果的稳定性。一般认为问卷的 Cronbach's α 系数＞0.8 表示问卷内部一致性极好；0.6～0.8 表示一

致性较好；＜0.6 表示一致性较差。Nunnally 还提出 Cronbach's α 系数值等于 0.70 是最低可接受值。课题组编制问卷时，分别检验 5 个问卷总的及其分属维度的 Cronbach's α 均＞0.7，说明各问卷的内部一致性较好。

而重测信度又称稳定性系数，可反映测量工具跨时间上的稳定性。课题组对 30 名护士和（或）医生、30 名患者和（或）家属首次测试后，间隔 10～14 天进行重测，分别计算总问卷及各维度先后两次得分的相关系数。一般要求 r 应该在 0.70 以上，课题组在编制综合医院医患关系现况及影响因素问卷，以及精神病医院医患关系影响因素问卷时均符合要求。但在编制综合医院护患关系紧张中护士因素认知问卷时统计分析发现，护士版和患者版问卷中"社会与组织环境""人际环境"维度的重测信度均＜0.70，但是考虑到该因素对导致护患关系紧张有着不可忽视的作用，且并未影响整体问卷的重测信度，因而考虑保留，并在后续研究中通过扩大样本量予以进一步讨论。

三、 对质性研究的选择

与量性研究相比，质性研究基于建构主义或者批判主义的观点，认为认识事物的最佳方法是去经历和体验该事物或者过程。该研究方法强调从研究对象自身的角度了解他们的看法，注意他们的心理状态和意义建构，并重视研究者对研究过程的参与和结果的影响，要求研究者对自己的行为不断进行反思。由此，质性研究具有探究、描述和解释等目标，往往是对独特事件的背景、脉络和相互影响进行有深度和详尽的理解，进而反映事物真相，具有独特性、描述性、启发性和归纳性的特点。

1. 对质性研究方法的选择

质性研究的主要类型包括，现象学研究、扎根理论研究、人种学研究、历史研究、行动研究及个案研究。

（1）现象学研究（phenomenological research） 是一种系统、严格地研究对象的方法，描述、回顾和深度分析个体真实的日常生活经历。研究目的旨在描述个体生活经历的固有特性和本质，并要求研究者本人首先进入研究现场，认识和研究事物时，摒弃原有的种种理论框架，不要以预先设定的观点来对事物进行主观判断，而是以一种对现象高度的敏感性来全身心地投入到现场中，使现象不断地显现出自身特点。

（2）扎根理论研究（grounded theory approach）　是一种从下到上建立实质理论的方法，即指研究者在研究开始之前一般没有理论假设，直接从实际观察入手，从原始资料中归纳出经验概括，然后上升到理论。

（3）人种学研究（ethnographic research）　是人种学者进入具备文化特点的研究场地，周密地观察、记录、参与当地日常生活，并收集资料，进而进行理论构建和分析活动，以图探索一个文化下的"整体性"生活、态度和模式。

（4）历史研究（historic research）　是以过去为中心的研究，它通过对已存在的资料深入研究，寻找事实，然后利用这些信息区描述、分析和理解过去的过程，同时解释当前关注的一些问题，或者对未来进行预测。

（5）行动研究（action research）　是一种由实践者自己实施的、在实践中进行的、旨在改进实践的研究方法。目的是为了求善，而不是求真。实践者在研究中行动，在行动中研究，目的是发现问题，实施对策，提高反思能力，并改进工作和生存环境。

（6）个案研究（case study）　是以一个典型事例或人物为具体研究对象，进行全面、系统的研究，以了解其发生和发展规律，从而为解决一般的问题提供经验。

其中，现象学研究在我国护理研究领域应用较为广泛，区别于其他研究方法，它强调从个别直接看到普遍，从现象中直接捕捉到本质。本研究在编制测评工具时，需要全面了解临床医护人员、患者及家属对医患关系的真正看法和观点，但这些从文献中又很难获取，也很难通过观察得到全面的资料。由此，课题组应用质性研究中的现象学研究方法，由研究者本人与研究对象（医生、护士、患者或家属）进行"一对一"的半结构式访谈及录音，将音频资料转换为文字资料后，课题组成员以反复阅读、分析、反思、分类和提炼主题为基本方法对资料内容进行逐步分析，再结合文献查阅内容，编制综合医院及精神病医院医患关系测评工具的维度及条目池。

2. 研究样本的选择

课题组应用目的抽样法选取研究对象开展质性访谈，访谈人数的确定以受访者资料重复出现，且资料分析时不再呈现新的主题（资料饱和）为原则。

（1）综合医院医患关系现况及影响因素问卷　在承德市 6 所市区医院完成抽样。医生护士纳入标准：从事临床医疗（护理）工作，已取得相应执业资格证；具有 5 年及以上临床经验；非手术室、供应室、ICU 的医护人员；自愿参与本研究。患者及家属纳入标准：年龄 18 周岁以上；住院天数≥3 天；接受日常护理服务；意识清楚；思维清晰；有自知力；具有一定的沟通交流能力和理解能力；语言表达顺畅；自愿参与本研究。本次调查共访谈 4 名医生，4 名护士，3 名患者，受访者基本资料见表 3-18 及表 3-19。

表 3-18　医生（D）及护士（N）的基本资料（$n=8$）

编号	所在医院	年龄	性别	学历	职称	工作年限/年	工作科室
D1	承德市附属医院	40	男	研究生	正高	13	儿科
D2	承德市附属医院	45	女	本科	正高	21	儿科
D3	承德市附属医院	55	男	专科	正高	30	骨科
D4	承德市中心医院	46	男	本科	正高	22	肾内
N1	承德市附属医院	35	女	本科	主任护师	10	整形科
N2	承德市附属医院	38	女	本科	主任护师	12	骨科
N3	承德市中心医院	40	女	专科	主任护师	16	中医科
N4	承德市中心医院	37	女	本科	主任护师	12	心胸外科

表 3-19　受访患者（P）及家属（R）的基本资料（$n=3$）

编号	所在医院	年龄	性别	学历	职业	住院时间/天	住院科室
R1	承德市中心医院	40	男	专科	会计	20	心胸外科
P1	承德市附属医院	50	男	初中	农民	60	骨科
P2	承德市中心医院	46	女	中专	教师	15	心胸外科

（2）综合医院护患关系紧张中护士因素认知问卷　在承德市某三甲医院完成抽样。采取目的抽样的方法，护士的纳入标准为：①持有护士资格证，并从事一线临床护理工作；②具有 1 年及以上临床护理经验；③可以

独立承担责任制护士工作任务；④工作中经历过或处理过护患冲突；⑤有较好的语言表达能力和思想见解；⑥自愿参与本研究。排除标准为：手术室、供应室、ICU 护士。本次调查共选取 11 名护士、2 位患者及 1 位家属，受访对象的基本资料见表 3-20 及表 3-21。

表 3-20　受访护士（N）的基本资料（$n=11$）

编号	性别	年龄	学历	职称	工作年限/年	曾工作过的科室
N1	女	34	本科	主管护师	10	儿科、内科
N2	女	35	本科	主管护师	12	消化内科
N3	女	50	本科	副主任护师	30	神经外科、骨科
N4	女	29	本科	护师	5	骨科、皮肤科
N5	女	49	本科	副主任护师	23	肛肠科、骨科
N6	女	45	本科	主管护师	23	门诊、急诊、肿瘤科
N7	女	37	本科	主管护师	13	神经内科、肿瘤外科
N8	女	47	本科	主管护师	20	骨科、急诊、儿科
N9	女	36	本科	主管护师	12	急诊
N10	女	34	本科	主管护师	10	呼吸内科
N11	女	29	本科	护师	5	普外科

表 3-21　受访患者（P）及家属（R）的基本资料（$n=3$）

编号	所在医院	年龄	性别	学历	职业	住院时间/天	住院科室
R1	承德市附属医院	43	男	专科	个体	17	骨科
P1	承德市附属医院	52	女	初中	无	45	普外科
P2	承德市附属医院	47	男	中专	工人	22	骨科

（3）精神病医院医患关系问卷　在承德市某精神病医院完成抽样。医护人员纳入标准：精神病医院从事临床医疗（护理）工作，已取得相应执业资格证；具有 1 年及以上临床经验；自愿参与本研究。医护人员排除标准：医技部门（无抽搐电痉挛治疗中心）及辅助部门的医护人员；访谈过程中，因各种原因未完成访谈的医护人员。患者及家属纳入标准：医生证实有部分或完全自知力的稳定期患者；患者或家属年龄在 18 周岁以上；有良好的表达和理解能力的患者或家属；同意并自愿参加本研究的患者或家属。患者及家属排除标准：伴发躯体疾病、脑器质性疾病的患者；当前情绪不稳定的患者；访谈过程中，因各种原因未完成访谈的患者及家属。本次调查共选取符合要求的 8 名医护人员、4 名患者及 4 名患者家属，受访对象的基本资料见表 3-22～表 3-24。

表 3-22　受访医生（D）及护士（N）的基本资料（$n=8$）

编号	年龄	文化程度	职称	工作年限/年	工作科室
D1	45	研究生	副主任医师	20	普通精神科
D2	43	博士	副主任医师	18	普通精神科
D3	38	本科	主治医师	15	中西医结合精神科
D4	36	研究生	主治医师	13	心理科
N1	48	大专	主管护师	25	老年精神科
N2	39	本科	主管护师	17	普通精神科
N3	35	本科	护师	13	中西医结合精神科
N4	32	本科	护师	10	老年精神科

表 3-23　受访患者（P）的基本资料（$n=4$）

编号	年龄	文化程度	职业	患者住院次数	患者住院科室
P1	45	初中	工人	3	普通精神科
P2	40	初中	农民	2	中西医结合精神科
P3	30	大专	工人	1	心理科
P4	28	本科	自由从业者	1	普通精神科

表 3-24　受访患者家属（F）基本资料（$n=4$）

编号	年龄	文化程度	职业	与患者关系	患者住院科室
F1	50	初中	农民	夫妻	心理科
F2	48	高中	工人	父亲	中西医结合精神科
F3	38	大专	工人	女儿	老年精神科
F4	35	本科	教师	兄妹	普通精神科

（4）精神分裂症患者攻击行为原因态度问卷　在河南省某精神病医院内完成抽样。护士纳入标准：①从事临床工作 1 年以上的所有在岗护士；②自愿参与本研究的护士。护士排除标准：①医技部门及辅助部门的护士；②访谈过程中，因各种原因未完成访谈的护士。患者纳入标准：①符合 ICD-10 精神分裂症诊断标准者；②经医生证实有部分或完全自知力的稳定期患者；③年龄≥18 周岁者；④具备一定的阅读和理解能力，并自愿参与本研究者。患者排除标准：①伴发躯体疾病、脑器质性疾病及其他精神障碍者；②当前情绪不稳定的患者；③访谈过程中，因各种原因未完成访谈的患者。本次调查共访谈了 8 名护士和 4 名精神分裂症患者，受访护士及患者的基本资料分别见表 3-25 及表 3-26。

表 3-25　受访护士（N）的基本资料（*n*＝8）

编号	年龄	学历	职称	工作年限/年	工作科室
N1	36	本科	护师	16	儿童少年科
N2	31	本科	护师	13	普通精神科
N3	48	本科	主管护师	28	康复科
N4	40	本科	主管护师	19	普通精神科
N5	39	本科	主管护师	15	中西医结合精神科
N6	46	本科	主管护师	23	康复科
N7	42	本科	护师	20	早期干预精神科
N8	50	本科	主管护师	30	老年精神科

表 3-26　受访患者（P）的基本资料（*n*＝4）

编号	年龄	学历	职业	住院时间/年	住院科室
P1	40	初中	工人	4	中西医结合精神科
P2	26	本科	职员	0.5	普通精神科
P3	21	大专	工人	0.75	儿童少年科
P4	35	高中	农民	3	普通精神科

（5）精神科护患交往过程中护士角色心理压力负荷问卷　在河南省某精神病医院内完成抽样。受访护士的纳入标准：自愿参与本研究；语言表达清晰；从事精神科临床护理工作≥1 年。排除标准：医技及辅助部门的护士；访谈过程中因各种原因未完成访谈的护士。本次调查共访谈了 11 名护士，受访护士的基本资料见表 3-27。

表 3-27　受访者护士（P）的基本资料（*n*＝11）

编号	年龄	学历	职称	工作年限/年	工作科室
N1	48	大专	主管护师	30	综合精神科
N2	25	本科	护士	3	老年精神科
N3	28	大专	护士	6	心境障碍科
N4	27	大专	护师	5	中西医结合精神科
N5	40	大专	主管护师	19	中西医结合精神科
N6	32	大专	主管护师	11	精神一科
N7	30	大专	主管护师	10	精神一科
N8	27	本科	护师	4	老年精神科
N9	24	本科	护士	2	普通精神科
N10	26	本科	护师	5	儿童少年科
N11	29	大专	护师	6	急诊

3. 资料收集方法

资料收集是质性研究过程中的重要步骤，其方法主要有三种：访谈法、观察法、证物法。

（1）访谈法　是调查者（访谈者）直接与被调查者（被访谈者）进行接触，按一定的调查目的，依据调查提纲，面对面地进行询问，进而获得研究资料，具有灵活性、双向性、针对性、可控性的特点。依据从访谈中为提问做准备的情况进行区分，可分为结构式访谈、半结构式访谈及非结构式访谈。具体为：

① 结构式访谈（structured interview），又称为标准式访谈、导向化访谈或控制化访谈。其特点是将问题标准化，并由被访谈者回答或选择回答。访谈者根据问卷控制访谈节奏，将问卷当做蓝本，以同样的顺序、问题询问所有被访谈者。

② 半结构式访谈（semi-structured interview）介于结构式和非结构式访谈之间，访谈者有一个明确的、需遵循的访谈计划，仅对一些预先准备好、在相关话题和主题范围内的问题进行提问。访谈者可自由针对被访谈者的观点、答案进行进一步提问，让其进行澄清或进一步阐述，被访谈者还可根据他们认为是重要的方面进行回答，访谈方式较松散。

③ 非结构式访谈（non-structured interview）是一种自然、广泛、自传式、深度、叙述性或不直接提问式的访谈。研究者秩序笼统地决定探究的主要问题和话题的范围，探究方法灵活多样。被访谈者被鼓励敞开心扉、自然地运用自己的语言和观点谈论问题，而不受访谈者影响。较半结构式访谈相比，访谈者在访谈过程中扮演一种更被动、更间接的角色。

访谈实施过程中的具体注意事项为：①访谈要力求自然，尽量采用交谈式，避免审问式提问；②访谈要因人而异，即应根据访谈对象的个性、年龄、性别、社会地位等特点采取相适应的谈话方式；③根据访谈提纲有关内容灵活提问；④访谈者应适当给予解释和启发；⑤访谈者询问时要注意运用适宜于被访谈者知识能力的字句；⑥访谈者所提问题应简明扼要；⑦访谈者要努力建立与被访谈者共同的意识范围，即对同一问题的理解要大致一样；⑧访谈过程要合理安排提纲顺序，即先简易后艰难、先泛谈后具体、先主管后下属；⑨要注意被访谈者心理上和社会上的接受程度，否则就难以获得所需要的访谈资料；⑩当被访谈对象对某些重要问题不愿或不便发表意见时，访谈者应在避免对方产生不愉快感等心境的前提下，采取追问的方法继续询问。

（2）观察法　是收集非语言行为资料的基本方法，通过文字记录、录音、录像等手段，将被研究者的日常活动记录下来作为研究材料，通过对材料内容的分析得到研究结果及结论。具有客观性、直观性、规划性、条理性、敏锐性及目的性。关于观察法的类型，从观察者的角色而言可分为完全参与、准参与、非参与观察法；从观察所用角度和手段而言可分为结构、准结构、非结构观察法；从观察方式而言可分为连续式、非连续式观察法。

（3）证物法　是通过收集证物获得答案的过程，证物主要分为文字性证物和物质性证物，文字性证物如日记、书信、电子邮件、影音资料等，物质性证物主要有人工制品等。

课题组编制问卷时，严格依据研究目的和研究对象的特点自行设计访谈提纲（并在访谈过程中不断加以完善），应用半结构化访谈的方式获取研究资料。由于访谈对象为工作负荷较重、节奏较快的医护人员，身体处于不适状态的患者，以及时刻心系患者健康的主要照顾者（家属），为确保所收集访谈资料的客观性及科学性，研究者在访谈之前，应与受访对象通电话约定访谈时间与地点，以受访者方便为宜。访谈开始后，首先告知受访者研究目的和意义，以及在访谈过程中进行同步录音等问题进行协商，并承诺对访谈内容严格保密。获得受访者的同意后，根据所列访谈提纲进行半结构式深入访谈。访谈地点选取在便于交谈、安静、不受干扰的病区示教室或暂空病房，保证氛围轻松。访谈时间一般选择在下午 2:30～4:00，每例访谈 45～60 分钟，访谈时要尽量不对患者的治疗、检查、休息产生干扰。资料收集的同时进行资料分析，以确定资料是否饱和。在访谈过程中，随时对访谈者的表情、动作等非语言数据进行准确记录，以保证谈话的完整性和真实性。访谈结束后及时完成资料的转录工作。各问卷编制时，访谈所围绕的主题见表 3-28；具体访谈提纲见本章后附 1～附 5。

表 3-28　各问卷编制时质性访谈所围绕的主题

问卷	访谈主题
综合医院医患关系现况及影响因素问卷	医护人员、患者及家属对综合医院医患关系现状的看法;影响综合医院医患关系的因素;导致医患关系紧张或引发医患纠纷的原因;改善医患关系的策略
综合医院护患关系紧张中护士因素认知问卷	护士与患方关系紧张时,患方通过何种形式或行为表现对护士的不满;护患关系紧张程度等级划分及评判依据;导致护患关系紧张的原因(尤其是护士自身方面的原因)
精神病医院医患关系问卷	医护人员、患者及家属对精神病医院医患关系现况的看法;影响精神病医院医患关系的因素
精神分裂症患者攻击行为原因态度问卷	从护士角度看,导致精神分裂症患者发生攻击行为原因的看法,以及有效的管理措施;从患者(符合纳入及排除标准的精神分裂症患者)角度看,导致精神分裂症患者发生攻击行为原因的看法,以及有效的管理措施
精神科护患交往过程中护士心理负荷问卷	从精神科护士角度探讨护患交往过程中护士心理负荷程度;导致该现况的影响因素

4. 访谈记录及资料转录

(1) 访谈记录　规范、完整的访谈记录是成功访谈的重要基础，否则将会导致访谈结果的偏移。本研究主要采用的是半结构化访谈，一般可以采用笔记和录音相结合的方式记录访谈内容。前者较经济，但速度较慢，需要访谈者具备丰富的实践经验和良好的技巧，即以关键词、重要词汇和临时性文字评论的方式对访谈内容进行选择性记录而又不把重要内容漏记，以便必要时与被访谈者澄清记录内容，引导其进一步叙述。访谈结束后迅速对访谈内容进行扩充，尽可能完整地记录访谈内容。

此外，课题组主要还应用录音笔记录的方式同步记录各访谈内容，该记录方式能使访谈者专注于被访谈者的陈述，能获得覆盖整个谈话的逐字逐句的永久记录，还有音调、强调、停顿等。但其缺陷为，录音可能会使访谈对象感到紧张或使他们难以坦率交流，同时将音频内容转换为文字，是一项耗时费力的大工程。

(2) 资料转录　资料转录是把录音资料转化为文字资料，是根据访谈整理出书面记录的结果。因访谈过程中，口头交流的资料一旦记录在纸上，马上就会丧失或削弱其在访谈情景、移情和其他感情变化等方面的价值，并且大多记录仅关注访谈的语言而忽视了背景、情景、肢体语言和"感觉"等方面的信息。此外，对于半结构式访谈，可根据研究目标记录总结性的要点。但对现象学、扎根理论、人种志的访谈来说，记录"嗯""哦"等犹豫及估计停顿的时间也是有必要的。由此，课题组完成半结构式质性访谈后，由熟悉数据、了解预期的访谈者本人完成对录音资料的完整转录，不但避免用猜测来理解访谈内容，还能缩短记录资料与访谈事件之间的距离。通过完整转录也能够避免很多意义性内容被记录成简洁笔记或摘要而掩盖访谈的复杂性和微妙性。

（3）资料分析　课题组采用 Colaizzi 的现象学资料七步分析法对访谈资料进行分析。步骤如下：第一步，仔细阅读访谈资料；第二步，对重要观点进行提取；第三步，对反复出现的观点进行编码；第四步，对编码后的观点进行汇总；第五步，列出详细、完整的描述；第六步，甄别类似的观点；第七步，返回受访者处求证。各问卷具体质性资料分析结果见表 3-29。

表 3-29　质性访谈资料分析结果

问卷	资料分析结果
综合医院医患关系现况及影响因素问卷	(1)医患关系的影响因素:环境因素(包括医疗体制、医保覆盖范围等)、医护因素(包括医护人员的技术水平、沟通技巧等)、患者及家属因素(对治疗结果的医疗期望、个人素质等)。 (2)结合文献查阅结果,初步形成医患关系现况问卷的 2 个维度,15 个条目;医患关系影响因素问卷的 3 个维度,37 个条目
综合医院护患关系紧张中护士因素认知问卷	(1)护患关系紧张的表现形式:言语冲突;向上级反映;投诉;毁坏公务;聚众闹事;暴力攻击。 (2)护患紧张关系程度分级:三级(轻度、中度、重度);四级(轻度、中度、重度、特重度)。 (3)导致护患关系紧张护士方面的因素:护士主观因素(专业知识和技能、沟通因素、服务态度及意识、病患管理、职业和人文素质);护士客观因素(工作中的人际关系、工作及生活中的压力、临床护士配比)。结合文献查阅结果,初步形成综合医院护患关系紧张中护士因素认知问卷条目池共 8 维度,96 条目。 (4)护患关系紧张的影响因素与表现形式、严重程度之间的关系,见表 3-30
精神病医院医患关系问卷	结合文献查阅结果,完成精神病医院医患关系问卷条目的初步构建:①医患关系现况调查部分,包括 5 个条目;②医患关系影响因素部分包括:3 个维度,40 个条目。其中,3 个维度分别为:环境因素(社会环境因素、医院环境因素)、医护人员因素(沟通能力、技术能力、服务态度、职业因素等)、患方因素(患者的病情、治疗结果及家属的配合等)

续表

问卷	资料分析结果
精神分裂症患者攻击行为原因态度问卷	(1)护患双方认为精神分裂症患者发生攻击行为的原因主要包括:患者因素(患者的疾病、性格等)、医护因素(医护人员与患者的沟通情况、工作实施情况等)、家庭因素(家庭成员对患者的关心情况以及对医护人员的配合程度)、环境因素(医院环境与社会环境)、管理因素(医护人员对患者攻击行为的管理因素)。 (2)结合文献查阅结果,最终形成精神分裂症患者攻击行为原因态度问卷条目池,共5个维度,91个条目
精神科护患交往过程中护士心理负荷问卷	结合文献查阅结果,完成精神科护患交往过程中护士心理负荷问卷条目的初步构建:①精神医疗工作场所暴力现况(威胁恐吓、口头侵犯、情感宣泄、躯体攻击、刁难行为、妨碍工作、诋毁声誉、性骚扰,8个条目);②包括环境及社会支持因素(涉及病房环境、人力资源分配、护士形象、轮班制度、医院支持、家庭支持等9个条目)、护士特征性因素(包括沟通能力、技术能力、服务态度、职业素质等8个条目)、患者特征性因素(包括患者病情的复杂性、治疗结果及家属的认知、态度等9个条目)3个维度,共26个条目

表 3-30　护患关系紧张严重程度、表现形式与影响因素之

间的关系　(护患关系紧张程度分级评估)

严重程度	患者行为表现	原因情境描述举例(影响因素)
轻度	心存不满、忍气吞声;或在患者间通过言语表达不满情绪;或出院时给予不满意评价	护士操作中言语不当或语气生硬;或护士未能解答患者住院期间提出的疑问;或护士工作中带有不良情绪
中度	有言语攻击行为;或向上级反映、投诉	护士服务态度不佳;或护士责任心不强,护理中出现差错;或操作中给患者带来痛苦
重度	毁坏公物;或扰乱秩序;或殴打护理人员(造成轻度伤害)	治疗效果未达到患方的期望;或轻中度护患关系紧张未能得到及时、满意地解决;或因高额的医疗费用;或受社会媒体负面报道的影响
特重	殴打护理人员(造成严重伤害或死亡)	造成患者疾病恶化、残疾、死亡等;或患者的行为表现受自身情绪、素质、性格的影响;或轻中重度的护患关系紧张未得到解决演变而来

四、　小结

　　课题组共完成了综合医院医患关系现况及影响因素问卷、综合医院护患关系紧张中护士因素认知问卷、精神病医院医患关系问卷、精神分裂症患者攻击行为原因态度问卷、精神科护患交往过程中护士心理负荷问卷，共 5 个测评工具的编制。研究过程分为质性研究及量性研究两个部分，通过质性研究及文献回顾获得问卷条目池，经专家会议、预调查后获得正式调查问卷，大样本调查后经条目筛选、信度及效度检验后最终确定各问卷维度及条目内容设置。但因评价工具的发展是一个动态过程，还需在实际应用中不断验证，后续研究将通过扩大样本量，不断完善统计指标。

参考文献

[1] 张海瑛．脑卒中患者主要照顾者的压力及社会支持的研究现状［J］．健康教育与健康促进，2016，11（3）：204-207.

[2] 李国红．论医疗领域个人信息及民法保护［D］．苏州：苏州大学，2013：5.

[3] 李小妹．护理学导论［M］．北京：人民卫生出版社，2008：101.

[4] 史瑞芬．护理人际学［M］．北京：人民军医出版社，2013：74.

[5] 周玉兰．护患矛盾原因分析与对策［J］．现代医院，2012，12（6）：126-128.

[6] 徐岩峰．护患纠纷之我见［J］．当代医学，2010，16（22）：23-24.

[7] Bogdan R C，Biklen S K. Qualitative research for education：an introduction to theory and methods［M］．Boston，Mass：Allyn & Bacon，1998.

[8] 欧用生．值得研究［M］．台北：师大书苑，1998.

[9] 高敬文．质化研究方法论［M］．台北：师大书苑，1999：42-44.

[10] 陈向明．质的研究方法与社会科学研究［M］．北京：教育科学出版社，2000.

[11] Hahn SR，Thompson KS. The difficult doctor-patient relationship：som-Atization，personality and psychopathology［J］．Clin Epidemiol，1994，47：647-57.

[12] Vander Feliz-Cornelis CM，Van Oppen P. A patient-doctor relationship questionnaire in primary care：development and psychometric evaluation［J］．Gen Hosp Psychiatry．2004，26：115-20.

[13] 冈谷惠子．看护妇一患者关系における信赖さ测定す质问纸の开发［J］．看护研究，1995，28（4）：29-39.

[14] Ku TK，Minas H. Development of the nursing relationships scale：a Measure of interpersonal approaches in nursing care［J］．Int J Ment Health syst，2010，28（4）：12.

[15] 吕兆丰，王晓燕，张建，等．医患关系现状分析研究——全国十城市典型调查［J］．中国医院，2008，12（12）：25-31.

[16] 魏俊丽，贾红英，向雪瓶，等．患方不同人群对医患关系现状认知差异比较研究［J］．中国医院管理，2011，31（1）：18-21.

[17] 杨慧．中文版本 PDRQ/DDPRQ 量表研制与评价：医患关系量化研究［D］．太原：山西医科大学，2011，3.

[18] 刘杰，侯安营，田梅，等．港冀精神科护士对精神科暴力行为应对能力的对照研究［J］．护士进修杂志，2011，26（11）：996-998.

[19] Pulsford D，Crumpton A，Baker A，et al. Aggression in a high secure hospital：staff and patient attitudes［J］. J Psychiatr Ment Health Nurs，2013，20（4）：296-304.

[20] Duxbury J，Whittington R. Causes and management of patient aggression and violence：staff and patient perspectives［J］. J Adv Nurs，2005，50（5）：469-478.

[21] 周仙琴，彭雅芬．精神分裂症患者暴力攻击行为的相关因素分析及护理干预［J］．中国实用护理杂志，2011，27（28）：47-48.

[22] Nijman HL，aCampo JM，Ravelli DP，et al. A tentative model of aggression on inpatient psychiatric wards［J］. Psychiatr Serv，1999，50（6）：832-834.

[23] Amirkhan JH. Stress overload：a new approach to the assessment of stress［J］. Am J Community Psychol，2012，49（1）：55-71.

[24] 李小妹，刘彦君．护士工作压力源及工作疲溃感的调查研究［J］．中华护理杂志，2000（11）：4-8.

[25] Amirkhan JH. Stress overload：a new approach to the assessment of stress［J］. Am J Community Psychol，2012，49（1）：55-71.

[26] 黄惠根，徐加加，符霞，等．不同年龄护理人员工作生活质量状况调查［J］．中国护理管理，2011，11（10）：24-27.

[27] 吴明隆．SPSS 统计应用实务——问卷分析与应用统计［M］．北京：科学出版社，2003.

[28] 刘晓虹．护理心理学［M］．上海：上海科学技术出版社，2005.

[29] 李瑞萍．健康促进医院认证对护理人员健康相关指标及工作绩效的影响［D］．台湾：长荣大学健康科学学院，2010：17-18.

[30] 于淼．老年人心理健康自评工具及自助策略的研究［D］．上海：第二军医大学，2008：25.

[31] 刘玲．护士职业认同水平及其与工作压力、职业倦怠的相关研究［D］．上海：第二军医大学，2009：35.

[32] 张媛媛．中文版护士同情心负荷量表的研制及其初步应用［D］．上海：第二军医大学，2013：29.

[33] 罗阳．女性生殖道感染知信行量表的初步研制［D］．长沙：中南大学，2010：10.

[34] 李成．消化系统肿瘤患者营养知识、态度、行为问卷编制及应用研究［D］．安徽：安徽医

科大学，2013：31.

[35] 孙振球主编. 医学统计学 [M]. 北京：人民卫生出版社，2002：533.

[36] 李铮，刘宇. 护理学研究方法 [M]. 北京：人民卫生出版社，2012.

[37] Denise F Polit，Cheryl Tatano Beck. The Content Validity Index：Are You Sure You Know What's Being Reported? Critique and Recommendations [J]. Research in Nursing & Health，2006，29：489-497.

[38] 孙振球. 医学统计学 [M]. 第 3 版. 北京：人民卫生出版社，2012：73.

[39] 李春会，李惠玲，邹叶芳，等. 骨科大手术患者下肢深静脉血栓健康信念问卷的编制及信效度检测 [J]. 中国实用护理杂志，2013，29（36）：51-53.

[40] 卜丽娟. 医务人员组织公民行为问卷编制与结构研究 [D]. 济南：山东大学，2010：29，31.

[41] 胡佩诚. 医护心理学 [M]. 北京：北京大学出版社，2008：146.

[42] 方积乾. 生存质量测得方法及应用 [M]. 北京：北京医科大学出版社，2000：11.

[43] Hogan TP，Benjamin A，Brezinski KL. Reliability methods：A note on the frequency of use of various types [J]. Educational and Psychological Measurement，2000，60（4）：523-531.

[44] 郭静，卢国华，王瑛，等. 护士职业嵌入量表的编制及信效度检验 [J]. 中国实用护理杂志，2014，30（27）：16-20.

[45] 兰萌，王博巧. 护生实习质量影响因素问卷的编制及信效度检验 [J]. 中国实用护理杂志，2015，31（7）：475-477.

[46] 罗伯特 F 德维利斯. 量表编制：理论与应用 [M]. 魏勇刚，席仲恩，龙长权，译. 重庆：重庆大学出版社，2010.

[47] 夏海鸥，于美渝，陈瑜，等. 乳腺癌患者对乳腺癌早期检测真实体验的质性研究 [J]. 中华护理杂志，2005，40（9）：641-644.

[48] 温晓会. 长春市四所三级甲等医院护患关系现状研究 [D]. 吉林：吉林大学，2009：4.

[49] 赵文卿，卢淑华，陈丽珍，等. 40 岁以下乳腺癌患者化疗期间焦虑抑郁原因的质性研究 [J]. 中华护理杂志，2011，46（9）：886-888.

附 1

综合医院医患关系现况及影响因素问卷（访谈提纲）

一、 了解访谈对象

患者（家属）：如年龄、性别、文化程度、职业、脾气秉性、科室、疾病类型等。

医生、护士：年龄、性别、职称、科室、工作年限等。

二、 开场语

您好，我们正在进行一项承德市社科联的重点课题研究，题目为"承德市医患关系现况调查"。为了提高医院的服务质量，使患者得到更好的治疗和护理，我们向您了解一下您对医患关系现状的看法。这次访谈大约耽误您 30 分钟的时间，为了保证谈话资料的完整性将进行录音。此次研究采用匿名形式，并且向您承诺对谈话内容严格保密。没疑问的话我们开始吧。

三、 主要问题

1. 患者访谈提纲包括如下内容：

（1）您这次住院多长时间了？

（2）您对咱们医院整体上评价如何？（如医院环境、医院管理、看病流程、收费、文娱活动等方面）

（3）您觉得您和科室的医护人员关系相处得怎么样？（紧张不紧张？）

（4）对医务人员的治疗和护理，您倾向于满意多点还是不满意多点？

您对哪些地方不满意？

（5）您觉得临床上的医患纠纷都是由哪些原因造成的？［具体内容将涉及社会因素（医疗制度、政策等）、医方因素（服务态度、沟通方式、操作技能等）、患方因素（缺乏对医务人员信任、期望值过高）等］

（6）您觉得医务人员应从哪些方面做出努力，能让彼此之间的关系更为融洽？

（7）您觉得医院方面应做出哪方面努力来改善医患关系？

（8）您觉得患者和家属应从哪些方面做出努力，能让彼此之间的关系更为融洽？（患者自身方面存在哪些问题？）

（9）您期待的医患关系是怎样的？

2. 医护人员访谈提纲包括如下内容：

（1）您在医院、此科室多长时间了？

（2）您对咱们医院整体上评价如何？（如医院环境、医院管理、看病流程、收费、文娱活动等方面）

（3）您觉得您和患者相处的怎么样？（紧张不紧张？）

（4）您对接触的患者，您倾向于满意多点还是不满意多点？您对哪些地方不满意？

（5）您觉得临床上的医患纠纷都是由哪些原因造成的？［具体内容将涉及社会因素（医疗制度、政策等）、医方因素（服务态度、沟通方式、操作技能等）、患方因素（缺乏对医务人员信任、期望值过高）等］

（6）您觉得医务人员应从哪些方面做出努力，能让彼此之间的关系更为融洽？

（7）您觉得医院方面应做出哪方面努力来改善医患关系？

（8）您觉得患者和家属应从哪些方面做出努力，能让彼此之间的关系更为融洽？（患者自身方面存在哪些问题？）

（9）您期待的医患关系是怎样的？

附 2

综合医院护患关系紧张中护士因素认知问卷（访谈提纲）

一、 访谈地点

安静的病房或会议室（以方便受访者为原则）。

二、 访谈时间

安排受访者方便的时间（与患者访谈最适宜的时间为 15:00～17:00）。

三、 访谈人数

10～15 人。

四、 访谈对象

临床护士与住院患者。

五、 访谈内容

（一） 访谈开场语

您好，我是附属医院的骨科护士长，这位是承德医学院护理系的一名在读研究生。为了了解我们医院目前的护患关系现状，从而进一步提高护理服务的质量和满意度，让每一位就诊的患者都能最大限度地获益，我们开展了一些有关护患关系的调查研究。这次访谈最多耽误您 30 分钟宝贵的时间，请您如实地回答每个问题就好，我们保证对谈话内容严格保密。为了保证资料的完整性，您介意我们对谈话内容进行录音吗？我们希望能够得到您的帮助和支持。如果没有疑问的话，那我们就开始吧！

（二） 访谈对话

1. 与护士访谈

（1）您对自己现在的工作满意吗？（职业认同感）

（2）在您工作过程中，与患者（或患者家属）的关系相处是否融洽？

（3）患者（或其家属）有与您（或你的同事）发生过纠纷吗？（有的话是在什么情况下、纠纷的主要表现形式）

（4）在您看来护患关系紧张应该怎样界定？

（5）从护士的角度看，您认为造成护患关系紧张的因素中护士自身的因素有哪些？（尽可能全面地包括护士人力资源方面、专业素质方面、人文素养方面、护士性格等方面；主要责任方是谁？）

2. 与患者访谈

（1）在住院期间您（或您的家属）与护士关系相处的是否融洽？

（2）您（或身边的病友）有没有与护士发生过纠纷？（有的话是在什么情况下，纠纷的主要表现形式）

（3）您认为护患关系紧张应该怎样界定？

（4）从患者的角度看，您认为造成护患关系紧张的因素中护理人员自身的因素有哪些？（尽可能全地包括护士人力资源方面、专业素质方面、人文素养方面、护士性格等方面；您认为主要责任方是谁？）

访谈结束，再次感谢您的配合，祝您工作顺利（早日康复），生活愉快！

附 3

精神病医院医患关系问卷（访谈提纲）

一、 访谈目的

了解精神病医院医护人员、患者及家属对医患关系现况的认识以及医患关系的影响因素。

二、 访谈方式

面对面访谈。

三、 访谈对象

精神病医院医护人员、患者及家属。

四、 提问提纲

（一） 访谈开场语

您好，我们正在进行一项关于"精神病医院医患关系现况调查及影响因素分析"的课题，为了提高医院的服务质量，构建和谐的医患关系，使患者得到更好的治疗和护理，也为医护人员构建一个和谐愉快的工作环境，我们需要向您了解一下您对目前医患关系现况的看法。这次访谈大约需要耽误您 40 分钟的时间，为了保证谈话资料的完整性我们将进行录音。此次研究采用匿名形式，并向您承诺谈话内容严格保密。

（二） 主要问题

1. 医护人员主要问题

（1）您在这家医院工作了多长时间？

（2）您工作了这么长时间，对医院的整体印象如何？（环境、管理、待遇等）

（3）您觉得目前医患关系的现状如何？患者对您信任吗？尊重您吗？

（4）您与患者或家属发生过纠纷吗？是哪些原因引起的？

（5）您觉得影响医患关系的因素有哪些？主要因素是哪些？（环境因素方面：医院环境、医院制度、社会因素等；医护人员方面：沟通技巧、技术能力、相关专业知识、职业素质、服务态度、自身性格等；患者方面：疾病限制、自身道德修养不高、望值过高等）

2. 患者（家属）主要问题

（1）您住院多长时间了？

（2）您对这个医院各方面满意吗？

（3）您觉得目前医患关系的现况如何？您对医生护士满意吗？信任吗？

（4）您与医护人员发生过纠纷吗？是哪些原因引起的？

（5）您觉得影响医患关系的因素有哪些？主要因素是哪些？

访谈结束，再次感谢您的配合！

附 4

精神分裂症患者攻击行为原因态度问卷（访谈提纲）

Ⅰ. 护士版

您好，我们正在做一项有关"精神分裂症患者攻击行为原因态度"的课题。为了对攻击行为采取有效的干预措施，减少攻击行为的发生，促进患者早日康复，保障患者自身及他人的安全，我们需要向您了解一下您对该症患者发生攻击行为原因的看法。这次访谈大约需要耽误您 45～60 分钟的时间，为了保证谈话资料的完整性将进行录音。此次研究采用匿名形式，并且向您承诺对谈话内容严格保密，谢谢您的配合！

（1）您在这个科室工作多长时间了？

（2）您对当前的工作满意吗？

（3）工作期间，您经历过（包括见过、听过、亲身经历过）精神分裂症患者打骂他人（或自身或其他目标）的现象吗？能详细说一下当时的情景吗？

（4）您认为发生这种现象的原因是什么？主要原因有哪些？

（5）您觉得采取什么样的管理措施可以减少这种行为的发生？

Ⅱ. 患者版

您好，我们正在做一项有关"精神分裂症患者攻击行为原因态度"的课题。为了对攻击行为采取有效的干预措施，减少攻击行为的发生，促进患者早日康复，保障患者自身及他人的安全，我们需要向您了解一下您对该症患者发生攻击行为原因的看法。这次访谈大约需要耽误您 45～60 分钟的时间，为了保证谈话资料的完整性将进行录音。此次研究采用匿名形式，并且向您承诺对谈话内容严格保密，谢谢您的配合！

（1）您住院多长时间了？

（2）您在住院前，有打骂过他人（或自身或其他目标）吗？您认为是由什么原因引起的？

（3）住院期间，您经历过（包括见过、听过、亲身经历过）精神分裂症患者打骂他人（或自身或其他目标）的现象吗？能详细说一下当时的情景吗？

（4）您认为发生这种现象的原因是什么？主要原因有哪些？

（5）您觉得采取什么样的管理措施可以减少这种行为的发生？

附 5

精神科护患交往过程中护士心理负荷问卷（访谈提纲）

Ⅰ. 护士版

一、 访谈目的

了解精神病医院护士对护患交往障碍的认识和看法以及患者/家属的相关行为表现对护士身心影响的程度。

二、 访谈方式

面对面半结构式访谈。

三、 访谈对象

精神病医院有经验的临床一线护士。

四、 抽样方法

目的性抽样。

护士：工作年限满 1～5 年，4～6 人；工作年限大于 5 年，4～6 人。

纳入标准：精神病医院所有在岗的注册护士；自愿参与本研究。

排除标准：工作时间不足 1 年的护士及医技部门及辅助部门；访谈过程中因各种原因未完成访谈的护士。

五、 提问提纲

1. 访谈开场语

您好！我们正在进行一项关于"精神病医院护患交往障碍对护士身心影响"的课题。现在向您了解一些关于精神病医院中护患交往障碍的原因、表现形式以及对护士身心的影响程度相关问题。本次访谈大约需要耽误您 40 分钟的时间，为了保证谈话资料的完整性我们将进行录音。本次调查采用匿名形式，并承诺对谈话内容严格保密。您看我是否解释清楚了？

2. 主要问题（具体实施时，将问题分开，一个一个地问）

（1）您从事护理工作有多久？在哪些科室工作过？（纳入排除标准、访谈人员设置）

（2）您是怎么理解护患交往（障碍）的？

（3）工作中，您觉得精神病医院护患关系怎么样？护士与患者之间的交往处于一种什么样的状态？（顺利、不太顺利、不顺利）

（4）在与患者的交往过程中，您觉得患者的哪些行为表现有益于促进护士与患者之间的交往？

（5）工作中，您觉得护士与患者或患者家属的关系怎么样？您和患者或家属发生过冲突吗？（当时是什么原因导致了冲突的发生？）

（6）患者及家属是通过哪种形式或行为来表达他们的不满的？（言语冲突、投诉、家属闹事、暴力攻击等）

（7）您觉得影响护患交往的因素有哪些？［护士：沟通技巧、技术能力、相关专业知识、职业素质、服务态度、责任心、耐心、自身性格；环境管理：医院环境、医院制度、社会因素（医疗制度、政策、医疗费用过高）；患者：疾病限制、自身因素（自身道德修养不高）、对护士存在偏见、对护士缺乏信任、期望值过高］您认为哪些是影响护患交往最主要的因素？

（8）您觉得护患交往障碍应该怎样分级？（轻度、中度、重度、特重度）

（9）患者及家属表达不满的形式给您带来了哪些影响（身体、心理、工作）？影响程度如何（无、轻、中、重、极重）？对您的影响持续多长时间（2 周内、1 个月、3 个月、半年以上）？

Ⅱ. 患者版

一、 访谈目的

了解精神病医院患者对护患交往障碍的认识和看法以及患者相关行为表现对护士身心的影响。

二、 访谈方式

面对面半结构式访谈。

三、 访谈对象

住院患者。

四、 抽样方法

目的性抽样。

纳入标准：年龄满 18 周岁及以上；经医生证实完全自知力的稳定期患者；经简式量表 WAIS-Ⅳ 测试智力程度正常的患者；自愿参与本研究。

排除标准：当前情绪不稳定的患者；伴发躯体疾病、脑器质性疾病以及其他精神障碍者；访谈过程中，因各种原因未完成访谈的患者。

五、 提问提纲

1. 开场语

您好，我们正在进行一项关于"精神病医院护患交往障碍对护士身心影响"的课题。您在此次研究中发挥着重要作用，我们衷心希望能够得到您的支持与帮助。这次访谈大约耽误您 30 分钟的时间，为了保证谈话资料的完整性我将进行录音，请您不用担心，此次研究采用匿名形式，我们向您承诺将对谈话内容严格保密，您看我是否解释清楚了？（具体实施时可以根据具体情况简单地介绍）

2. 主要问题

访谈前先了解一下访谈对象的基本情况，如文化程度、从事职业、脾气秉性等，以便注意访谈过程中的用语。加粗的为核心问题，围绕核心问题可视访谈具体情况对问题进行调整。

（1）称呼，您这次住院多长时间了？

（2）**您对咱们医院整体评价怎么样？**（先让患者自行回答，回答不全的可给予提示，如医院环境、医院管理、看病流程、收费、医护人员、文娱活动等方面）

（3）**您觉得护士的哪些行为有益于护患之间的交往（言语、态度、行为方式等）？**（或者说护士在护理过程中的哪些行为能让您觉得满意，得到您的认可）

（4）**您见过或听说过其他患者跟护士发生冲突这样的事情吗？都是由哪些原因引起的？**（此时患者可以举例说明）

（5）**您和护士发生过不愉快吗？您是通过哪种形式或行为来表达您的不满的？**

（6）**您认为护士哪些方面需要改进、提高？**

附 6

综合医院医患关系现况问卷（患者及家属版）

尊敬的患者朋友：

您好！非常感谢您能参加本研究，填写本问卷。

这是一份学术性问卷，旨在了解承德市医患关系的现况，为探索构建和谐的医患关系提供依据。

本调查采用不记名的方式进行，您所填写的问卷仅供学术研究之用，我们将严格保密。您所提供的答案无对错之分，诚请您根据您对本市医患关系现况的实际感受和看法填写。

本问卷共包括三部分，需要占用您 15～20 分钟的时间。第一部分为一般资料，共 9 题；第二部分是患者或家属对承德市医患关系现况的看法，共 13 题；第三部分为患者或家属认为造成承德市医患关系紧张的原因，共 36 题，请您仔细阅读每一道题目，并选择最能反映您真实感受的答案。您的意见是本研究的重要资料。请您答完所有的题目，这很重要，谢谢合作！

再次感谢您的支持与合作，祝您早日康复！

医患关系现况调查研究课题组

第一部分：一般资料

以下问题是有关您个人的基本情况，请在您选择的答案相应的序号下打"√"。（除多选题外，每题只选一项）

1. 您是： （1）患者 （2）家属

2. 您的性别： （1）男 （2）女

3. 您的年龄：

4. 您的文化程度：

（1）小学及以下　　（2）初中　　（3）高中

（4）中专或职高　　（5）大专　　（6）本科及以上

5. 您的家庭所在地：　　（1）城市　　（2）城镇　　（3）农村

6. 您的职业：

（1）公务员　　（2）教师　　（3）工人　　（4）农民

（5）自由从业者　　（6）退休　　（7）无业　　（8）学生

（9）其他（请填写具体职业）：

7. 患者的住院科室（可多选）：

（1）内科　　（2）外科　　（3）妇产科　　（4）儿科　　（5）急诊科

（6）其他（请填写具体科室）：

8. 患者本次住院时间：

（1）1周以内　　（2）1周～1个月

（3）1～6个月　　（4）6个月及以上

9. 患者医疗费用的支付方式：

（1）全部公费　　（2）全部自费　　（3）医疗保险

（4）新农合　　（5）大病统筹

（6）其他（请填写具体内容）：＿＿＿＿＿＿＿＿＿＿＿＿＿

第二部分：医患关系现况调查

以下问题是调查您对本市医患关系现况的认识与看法，请在您选择的答案相应的序号下打"√"。（每题只选一项）

1. 您对医患关系现状的总体评价：

（1）非常和谐　　（2）和谐　　（3）一般

（4）不和谐　　（5）非常不和谐

2. 您认为目前医疗纠纷发生的频率：

（1）从不　　（2）偶尔　　（3）有时　　（4）经常　　（5）总是

3. 您是否见过医疗纠纷：

（1）从不　　（2）偶尔　　（3）有时　　（4）经常　　（5）总是

4. 您是否经历过医疗纠纷：

（1）从不　　（2）偶尔　　（3）有时　　（4）经常　　（5）总是

5. 您对医患关系担心程度：

（1）非常担心　　（2）担心　　（3）一般

（4）不担心　　（5）非常不担心

6. 您认为患者对护士的信任程度：

（1）非常信任　　（2）信任　　（3）一般

（4）不信任　　（5）非常不信任

7. 您认为患者对医生的信任程度：

（1）非常信任　　（2）信任　　（3）一般

（4）不信任　　（5）非常不信任

8. 您认为患者对护士的满意程度：

（1）非常满意　　（2）满意　　（3）一般

（4）不满意　　（5）非常不满意

9. 您认为患者对医生的满意程度：

（1）非常满意　　（2）满意　　（3）一般

（4）不满意　　（5）非常不满意

10. 您对医护人员执业环境的评价：

（1）非常好　　（2）较好　　（3）一般

（4）较差　　（5）非常差

11. 您认为目前医患关系模式是：

（1）权威服从型　　（2）主动被动型

（3）指导合作型　　（4）共同参与型

（5）其他（请填写具体内容）：

12. 您认为医患关系本质上是一种：

（1）一般诊疗关系　　（2）合作关系　　（3）消费与商家关系

（4）利益对立关系

（5）其他（请填写具体内容）：

13. 您认为目前医院改善医患关系的效果：

（1）非常好　　（2）较好　　（3）一般　　（4）较差　　（5）非常差

第三部分：医患关系紧张的原因调查

以下问题是调查您对本市医患关系紧张原因的认识与看法，请在您选择的答案相应的"□"上打"√"。（每题只选一项）

条目	评分标准				
	非常同意	同意	不确定	不同意	非常不同意
环境因素(社会及医院)					
1. 政府对医院投入不足,导致医疗机构趋利,造成看病贵,引起患者不满	□	□	□	□	□
2. 医药体制不合理的"以药养医"问题,导致药价虚高,造成看病贵,引起患者不满	□	□	□	□	□
3. 医保报销比例相对低,导致看病贵,引起患者不满	□	□	□	□	□
4. 看病程序复杂,等候时间长,导致看病难,引起患者不满	□	□	□	□	□
5. 医疗资源配置倾向于大中医院,造成患者需求与医疗供应不对称,供需失衡,引起患者不满	□	□	□	□	□
6. 执法机关执法不到位,不能及时处理医闹的违法行为,加剧医患纠纷的发生	□	□	□	□	□
7. 医疗纠纷解决机制不健全,主要通过私下调解,不能公正地解决医疗纠纷	□	□	□	□	□
8. 社会舆论或媒体的导向偏颇,对医患纠纷、医疗事故的宣传较多,使公众对医疗行业失去信心	□	□	□	□	□
9. 护士社会地位低,造成患者或家属不尊重护士	□	□	□	□	□
10. 医院设施(如电梯、空调等)不完善,引起患者不满	□	□	□	□	□
11. 医院的医疗水平低,不能满足患者的医疗需求,引起患者不满	□	□	□	□	□
12. 医院对患者的安全评估及预防系统不够健全,引起患者不满	□	□	□	□	□
医生护士因素					
13. 医护人员忙于工作,与患者沟通少,引起患者不满	□	□	□	□	□
14. 医护人员与患者沟通时,一次沟通信息量大,患者未能理解,引起患者不满	□	□	□	□	□
15. 医护人员与患者沟通时,专业术语使用过多,导致沟通不畅,引起患者不满	□	□	□	□	□
16. 医护人员与患者交流时,语言简短生硬,缺乏必要的解释,引起患者不满	□	□	□	□	□
17. 医护人员没有认真履行患者治疗及护理中必要的告知义务,引起患者不满	□	□	□	□	□
18. 医护人员工作不认真,责任心不强,引起患者不满	□	□	□	□	□

续表

条目	评分标准				
	非常同意	同意	不确定	不同意	非常不同意
19. 医护人员不尊重患者的隐私,引起患者不满	□	□	□	□	□
20. 医护人员对患者因病情产生的负面情绪不去包容、理解,易引起患者不满	□	□	□	□	□
21. 个别医生为谋求个人利益,开出不合理的检查或治疗处方,引起患者不满	□	□	□	□	□
22. 个别医护人员收受"红包",引起患者不满	□	□	□	□	□
23. 个别医护人员业务水平低,不能满足患者的医疗需求,引起患者不满	□	□	□	□	□
24. 个别医护人员的工作出现医疗缺陷(如误诊、漏诊、误治等),引起医患关系紧张	□	□	□	□	□
患者及家属因素					
25. 患者对医护人员的工作缺乏基本的理解和尊重,引起医患关系紧张	□	□	□	□	□
26. 患者对医护人员缺乏信任,导致医患关系紧张	□	□	□	□	□
27. 患者自身经济状况较差,易对过高的医疗费用不满	□	□	□	□	□
28. 患者不遵守医院规章制度、管理条例,引起医患关系紧张	□	□	□	□	□
29. 患者对治疗期望过高,达不到预期目标时,易引起医患关系紧张	□	□	□	□	□
30. 患者由于生病,心情不好,容易急躁,易导致医患关系紧张	□	□	□	□	□
31. 患者提出的不合理要求(如不符合诊疗及护理常规的要求)得不到满足时,引起患者不满	□	□	□	□	□
32. 患者过度维权(如输液时出现静脉炎,患者不问原因,主观认为是护士的责任;等等),会引起医患关系紧张	□	□	□	□	□
33. 医闹借助医疗纠纷非法获利,加剧医患关系紧张	□	□	□	□	□
34. 个别患者性格偏激,易引起医患关系紧张	□	□	□	□	□
35. 患者对法律缺乏信任,对医患矛盾的解决不诉求法律,而是通过其他途径,加剧医患关系紧张	□	□	□	□	□
36. 患者认为法律程序繁琐,因而选择其他方式解决医患矛盾,加剧医患关系紧张	□	□	□	□	□

附 7

综合医院医患关系现况问卷（医护版）

尊敬的医疗护理同仁：

您好！非常感谢您能参加本研究，填写本问卷。

这是一份学术性问卷，旨在了解承德市医患关系的现况，为探索构建和谐的医患关系提供依据。

本调查采用不记名的方式进行，您所填写的问卷仅供学术研究之用，我们将严格保密。您所提供的答案无对错之分，诚请您根据您对本市医患关系现况的实际感受和看法填写。

本问卷共包括三部分，需要占用您15～20分钟的时间。第一部分为一般资料，共7题；第二部分是日常工作中医护人员对承德市医患关系现况的看法，共13题；第三部分为日常工作中医护人员认为造成承德市医患关系紧张的原因，共36题，请您仔细阅读每一道题目，并选择最能反映您真实感受的答案。您的意见是本研究的重要资料。请您答完所有的题目，这很重要，谢谢合作！

再次感谢您的支持与合作，祝您工作顺利！

医患关系现况调查研究课题组

第一部分：一般资料

以下问题是有关您个人的基本情况，请在您选择的答案相应的序号下打"√"。（除多选题外，每题只选一项）

1. 您的职业：　　（1）医生　　（2）护士

2. 您的性别：　　（1）男　　（2）女

3. 您的年龄：

4. 您的文化程度：

（1）中专及以下 （2）大专 （3）本科 （4）硕士及以上

5. 您现在的职称：

（1）初级 （2）中级 （3）副高 （4）正高

6. 您的工作科室（可多选）：

（1）内科 （2）外科 （3）妇产科 （4）儿科 （5）急诊科

（6）其他（请填写具体科室）：

7. 您从事临床工作的时间：

（1）1 年以内 （2）1～5 年 （3）6～10 年

（4）11～20 年 （5）20 年及以上

第二部分：医患关系现况调查

以下问题是调查您对本市医患关系现况的认识与看法，请在您选择的
答案相应的序号下打"√"。（每题只选一项）

1. 您对医患关系现状的总体评价：

（1）非常和谐 （2）和谐 （3）一般

（4）不和谐 （5）非常不和谐

2. 您认为目前医疗纠纷发生的频率：

（1）从不 （2）偶尔 （3）有时

（4）经常 （5）总是

3. 您是否见过医疗纠纷：

（1）从不 （2）偶尔 （3）有时

（4）经常 （5）总是

4. 您是否经历过医疗纠纷：

（1）从不 （2）偶尔 （3）有时

（4）经常 （5）总是

5. 您对医患关系担心程度：

（1）非常担心 （2）担心 （3）一般

（4）不担心　　（5）非常不担心

6. 您认为患者对护士的信任程度：

（1）非常信任　　（2）信任　　（3）一般

（4）不信任　　（5）非常不信任

7. 您认为患者对医生的信任程度：

（1）非常信任　　（2）信任　　（3）一般

（4）不信任　　（5）非常不信任

8. 您认为患者对护士的满意程度：

（1）非常满意　　（2）满意　　（3）一般

（4）不满意　　（5）非常不满意

9. 您认为患者对医生的满意程度：

（1）非常满意　　（2）满意　　（3）一般

（4）不满意　　（5）非常不满意

10. 您对医护人员执业环境的评价：

（1）非常好　　（2）较好　　（3）一般

（4）较差　　（5）非常差

11. 您认为目前医患关系模式是：

（1）权威服从型　　（2）主动被动型

（3）指导合作型　　（4）共同参与型

（5）其他（请填写具体内容）：

12. 您认为医患关系本质上是一种：

（1）一般诊疗关系　　（2）合作关系

（3）消费与商家关系　　（4）利益对立关系

（5）其他（请填写具体内容）：

13. 您认为目前医院改善医患关系的效果：

（1）非常好　　（2）较好　　（3）一般　　（4）较差　　（5）非常差

第三部分：医患关系紧张的原因调查

以下问题是调查您对本市医患关系紧张原因的认识与看法，请在您选

择的答案相应的"□"上打"√"。(每题只选一项)

条目	评分标准				
	非常同意	同意	不确定	不同意	非常不同意
环境因素(社会及医院)					
1. 政府对医院投入不足,导致医疗机构趋利,造成看病贵,引起患者不满	□	□	□	□	□
2. 医药体制不合理的"以药养医"问题,导致药价虚高,造成看病贵,引起患者不满	□	□	□	□	□
3. 医保报销比例相对低,导致看病贵,引起患者不满	□	□	□	□	□
4. 看病程序复杂,等候时间长,导致看病难,引起患者不满	□	□	□	□	□
5. 医疗资源配置倾向于大中医院,造成患者需求与医疗供应不对称,供需失衡,引起患者不满	□	□	□	□	□
6. 执法机关执法不到位,不能及时处理医闹的违法行为,加剧医患纠纷的发生	□	□	□	□	□
7. 医疗纠纷解决机制不健全,主要通过私下调解,不能公正地解决医疗纠纷	□	□	□	□	□
8. 社会舆论或媒体的导向偏颇,对医患纠纷、医疗事故的宣传较多,使公众对医疗行业失去信心	□	□	□	□	□
9. 护士社会地位低,造成患者或家属不尊重护士	□	□	□	□	□
10. 医院设施(如电梯、空调等)不完善,引起患者不满	□	□	□	□	□
11. 医院的医疗水平低,不能满足患者的医疗需求,引起患者不满	□	□	□	□	□
12. 医院对患者的安全评估及预防系统不够健全,引起患者不满	□	□	□	□	□
医生护士因素					
13. 医护人员忙于工作,与患者沟通少,引起患者不满	□	□	□	□	□
14. 医护人员与患者沟通时,一次沟通信息量大,患者未能理解,引起患者不满	□	□	□	□	□
15. 医护人员与患者沟通时,专业术语使用过多,导致沟通不畅,引起患者不满	□	□	□	□	□
16. 医护人员与患者交流时,语言简短生硬,缺乏必要的解释,引起患者不满	□	□	□	□	□
17. 医护人员没有认真履行患者治疗及护理中必要的告知义务,引起患者不满	□	□	□	□	□
18. 医护人员工作不认真,责任心不强,引起患者不满	□	□	□	□	□
19. 医护人员不尊重患者的隐私,引起患者不满	□	□	□	□	□
20. 医护人员对患者因病情产生的负面情绪不去包容、理解,易引起患者不满	□	□	□	□	□
21. 个别医生为谋求个人利益,开出不合理的检查或治疗处方,引起患者不满	□	□	□	□	□
22. 个别医护人员收受"红包",引起患者不满	□	□	□	□	□
23. 个别医护人员业务水平低,不能满足患者的医疗需求,引起患者不满	□	□	□	□	□

续表

条目	评分标准				
	非常同意	同意	不确定	不同意	非常不同意
24. 个别医护人员的工作出现医疗缺陷(如误诊、漏诊、误治等),引起医患关系紧张	☐	☐	☐	☐	☐
患者及家属因素					
25. 患者对医护人员的工作缺乏基本的理解和尊重,引起医患关系紧张	☐	☐	☐	☐	☐
26. 患者对医护人员缺乏信任,导致医患关系紧张	☐	☐	☐	☐	☐
27. 患者自身经济状况较差,易对过高的医疗费用不满	☐	☐	☐	☐	☐
28. 患者不遵守医院规章制度、管理条例,引起医患关系紧张	☐	☐	☐	☐	☐
29. 患者对治疗期望过高,达不到预期目标时,易引起医患关系紧张	☐	☐	☐	☐	☐
30. 患者由于生病,心情不好,容易急躁,易导致医患关系紧张	☐	☐	☐	☐	☐
31. 患者提出的不合理要求(如不符合诊疗及护理常规的要求)得不到满足时,引起患者不满	☐	☐	☐	☐	☐
32. 患者过度维权(如输液时出现静脉炎,患者不问原因,主观认为是护士的责任,等等),会引起医患关系紧张	☐	☐	☐	☐	☐
33. 医闹借助医疗纠纷非法获利,加剧医患关系紧张	☐	☐	☐	☐	☐
34. 个别患者性格偏激,易引起医患关系紧张	☐	☐	☐	☐	☐
35. 患者对法律缺乏信任,对医患矛盾的解决不诉求法律,而是通过其他途径,加剧医患关系紧张	☐	☐	☐	☐	☐
36. 患者认为法律程序繁琐,因而选择其他方式解决医患矛盾,加剧医患关系紧张	☐	☐	☐	☐	☐

附8

护患关系紧张中护士因素认知问卷（护士版）

亲爱的护理界同仁：

首先衷心地感谢您参与我们此次的调查，并对占用您宝贵的时间致以歉意。本问卷旨在调查护患关系紧张中的护士因素，借以改善护理服务质量，构建更加和谐的护患关系。回答时请注意：

（1）本次调查完全是从研究的角度出发，属于第三方调查，匿名作答，我们保证所有信息内容将严格保密，仅供本研究所用，因此对您本人不会造成任何影响，请不要有任何顾虑。

（2）您的回答对本研究非常重要，答案没有对错之分，重要的是如实反映您对护患关系紧张中护士原因的认识与看法。

（3）问卷包括两部分，需要占用您10～15分钟时间。第一部分为个人基本信息，共7题；第二部分是日常护理中可能造成护患关系紧张的护士因素，共58题。

回答结束后请您再花1～2分钟的时间查看一下有无漏填项。

再次衷心感谢您对本调查的无私帮助和支持！

护患关系研究课题组

第一部分：个人基本情况

以下问题是关于您个人的基本情况，请在所选择的答案的题号上打"√"。

1. 性别：（1）男　　（2）女

2. 是否为独生子女：（1）是　　（2）否

3．年龄：(1) 18～30 岁　　(2) 31～40 岁　　(3) 41～50 岁

(4) 51～60 岁　　(5) 61 岁及以上

4．婚姻状况：(1) 未婚　　(2) 已婚　　(3) 离异　　(4) 丧偶

5．文化程度：

(1) 高中及中专　　(2) 大专　　(3) 本科　　(4) 硕士及以上

6．工作科室：(1) 内科　　(2) 外科　　(3) 妇产科　　(4) 儿科

7．您从事临床护理工作的时间：

(1) 1 年以内　　(2) 1～5 年　　(3) 5～10 年　　(4) 10～20 年

(5) 20 年及以上

第二部分：护患关系紧张中护士因素认知问卷

请结合您个人的体会，对每个问题在"十分不同意""不同意""不确定""同意""十分同意"五个选项中选择一个，并在您选择的答案相应的"□"上打"√"。每题都需回答。

问题条目	评分标准				
	十分不同意	不同意	不确定	同意	十分同意
1．护士对患者入院指导不详,患者会不满	□	□	□	□	□
2．护士对患者出院指导不详,患者会不满	□	□	□	□	□
3．护士对患者术前宣教不详,患者会不满	□	□	□	□	□
4．护士对患者术后宣教不详,患者会不满	□	□	□	□	□
5．护士为患者检查前指导不详,患者会不满	□	□	□	□	□
6．护士指导用药不清晰,患者会不满	□	□	□	□	□
7．护士对患者的康复指导不明确,患者会不满	□	□	□	□	□
8．护士不能准确地解答疾病相关问题,患者会不满	□	□	□	□	□
9．护士不能准确地解释护理计划中的各项内容(如护理目标、护理措施、调整原因等),患者会不满	□	□	□	□	□
10．护士护理技术操作不熟练,患者会不满	□	□	□	□	□
11．护士操作时动作不够轻柔,患者会不满	□	□	□	□	□
12．护士操作中不注意保护患者的隐私,患者会不满	□	□	□	□	□
13．护士参与抢救时动作不迅速,患者会不满	□	□	□	□	□
14．护士仪器设备使用不熟练,患者会不满	□	□	□	□	□
15．护士操作全程未对患者进行解释、说明、指导、安慰,患者会不满	□	□	□	□	□
16．护士对患者提出的费用疑问解释不清楚,患者会不满	□	□	□	□	□

续表

问题条目	评分标准				
	十分不同意	不同意	不确定	同意	十分同意
17. 护士与患者交谈过程中语言生硬,患者会不满	☐	☐	☐	☐	☐
18. 护士与患者交谈过程中语速过快,患者会不满	☐	☐	☐	☐	☐
19. 护士与患者沟通时表情淡漠,患者会不满	☐	☐	☐	☐	☐
20. 护士与患者沟通时无目光接触,患者会不满	☐	☐	☐	☐	☐
21. 护士应用医学专业术语与患者进行沟通,患者会不满	☐	☐	☐	☐	☐
22. 护士未耐心倾听患者主诉而急于完成操作任务,患者会不满	☐	☐	☐	☐	☐
23. 护士未能按时执行护理常规操作,患者会不满	☐	☐	☐	☐	☐
24. 护士在呼叫铃响起后未能及时来到患者床前,患者会不满	☐	☐	☐	☐	☐
25. 护士因通知患者缴费不及时而延误治疗,患者会不满	☐	☐	☐	☐	☐
26. 护士对患者或家属的询问不耐烦,患者会不满	☐	☐	☐	☐	☐
27. 护士未主动了解患者的服务需求,患者会不满	☐	☐	☐	☐	☐
28. 护士不愿意为卫生状况较差的患者提供服务,患者会不满	☐	☐	☐	☐	☐
29. 护士指责陪护对患者的照顾不够周全,患者会不满	☐	☐	☐	☐	☐
30. 护士未能做到对患者一视同仁,患者会不满	☐	☐	☐	☐	☐
31. 护士未能满足患者对病房安静的需求,患者会不满	☐	☐	☐	☐	☐
32. 护士未能满足患者对病房整洁的需求,患者会不满	☐	☐	☐	☐	☐
33. 护士反复告知患者或家属须遵守病房规章制度(如陪床、探视、禁止吸烟、物品归置等),患者会不满	☐	☐	☐	☐	☐
34. 护士缺乏对患者住院期间危险因素的评估,患者会不满	☐	☐	☐	☐	☐
35. 护士未能对患者的安全提供保护措施,患者会不满	☐	☐	☐	☐	☐
36. 护士未能满足患者对病房方向标示清楚的需求,患者会不满	☐	☐	☐	☐	☐
37. 护士仪表不合宜,患者会不满	☐	☐	☐	☐	☐
38. 护士对患者的称呼不恰当,患者会不满	☐	☐	☐	☐	☐
39. 护士登记错患者的信息(如姓名等),患者会不满	☐	☐	☐	☐	☐
40. 护士未能根据病情变化调整护理计划,患者会不满	☐	☐	☐	☐	☐
41. 护士执行操作时频繁接/打电话,患者会不满	☐	☐	☐	☐	☐
42. 护士对护理工作缺乏热情,患者会不满	☐	☐	☐	☐	☐
43. 护士性格急、脾气暴,患者会不满	☐	☐	☐	☐	☐
44. 护士性格大大咧咧、不拘小节,患者会不满	☐	☐	☐	☐	☐
45. 护士慢性子,做事有拖沓感,患者会不满	☐	☐	☐	☐	☐
46. 护士遇事易紧张,易焦虑,患者会不满	☐	☐	☐	☐	☐
47. 护士固执己见,一意孤行,患者会不满	☐	☐	☐	☐	☐
48. 护士情感脆弱,性情不稳定,患者会不满	☐	☐	☐	☐	☐
49. 护士因工作量大而忽略对患者的耐心护理,患者会不满	☐	☐	☐	☐	☐
50. 因病房护士数量少而无法满足患者的需求,患者会不满	☐	☐	☐	☐	☐
51. 护士不满意工作待遇,会影响与患者的友好相处	☐	☐	☐	☐	☐

续表

问题条目	评分标准				
	十分不同意	不同意	不确定	同意	十分同意
52. 护士被扣罚奖金,会影响与患者的友好相处	☐	☐	☐	☐	☐
53. 护士承受压力过大(如工作、住房、买车、照顾子女或老人等),会影响与患者的友好相处	☐	☐	☐	☐	☐
54. 社会对护士工作存有偏见,会影响护士与患者的友好相处	☐	☐	☐	☐	☐
55. 医院或科室领导对护士的理解和支持不够,影响护士与患者的友好相处	☐	☐	☐	☐	☐
56. 科室领导对护士的批评过多,会影响护士与患者的友好相处	☐	☐	☐	☐	☐
57. 护士与领导发生冲突,会影响与患者的友好相处	☐	☐	☐	☐	☐
58. 护士同科室工作人员关系不良导致合作不佳,会影响与患者的友好相处	☐	☐	☐	☐	☐

附 9

护患关系紧张中护士因素认知问卷（患者版）

尊敬的患者朋友：

首先衷心地感谢您参与我们此次的调查，并对占用您宝贵的时间致以歉意。本问卷旨在调查护患关系紧张中的护士因素，借以改善护理服务质量，构建更加和谐的护患关系。回答时请注意：

（1）本次调查完全是从研究的角度出发，属于第三方调查，匿名作答，我们保证所有信息内容将严格保密，仅供本研究所用，因此对您本人不会造成任何影响，请不要有任何顾虑。

（2）您的回答对本研究非常重要，答案没有对错之分，重要的是如实反映您对国内护患关系紧张原因的认识与看法。（如是家属代为填写，最好能反映出患者本人的认识与想法。）

（3）问卷包括两部分，需要占用您 10～15 分钟时间。第一部分为个人基本信息，共 8 题；第二部分是日常护理中可能造成护患关系紧张的护士自身因素，共 58 题。

回答结束后请您再花 1～2 分钟的时间查看一下有无漏填项。

再次衷心感谢您对本调查的无私帮助和支持！

护患关系研究课题组

第一部分：个人基本情况

以下问题是关于您个人的基本情况，请在所选择的答案的题号上打"√"。

1. 性别：（1）男　　（2）女

2. 是否为独生子女：（1）是　　（2）否

3. 年龄：（1）18～30 岁　　（2）31～40 岁　　（3）41～50 岁

（4）51～60 岁　　（5）61 岁及以上

4. 婚姻状况：（1）未婚　　（2）已婚　　（3）离异　　（4）丧偶

5. 文化程度：

（1）初中及以下　　（2）高中及中专　　（3）大专

（4）本科　　（5）硕士及以上

6. 住院科室：（1）内科　　（2）外科　　（3）妇产科　　（4）儿科

7. 本次您住院的时间：

（1）1 周以内　　（2）1 周～1 个月内

（3）1～6 个月内　　（4）6 个月及以上

8. 您的医疗费用支付方式：

（1）公费　　（2）医疗保险　　（3）新农合　　（4）自费　　（5）其他

第二部分：护患关系紧张中护士因素认知问卷

请结合您个人的体会，对每个问题在"十分不同意""不同意""不确定""同意""十分同意"五个选项中选择一个，并在您选择的答案相应的"□"上打"√"。每题都需回答。

问题条目	评分标准				
	十分不同意	不同意	不确定	同意	十分同意
1. 护士对我入院指导不详,我会不满	□	□	□	□	□
2. 护士对我出院指导不详,我会不满	□	□	□	□	□
3. 护士对我术前宣教不详,我会不满	□	□	□	□	□
4. 护士对我术后宣教不详,我会不满	□	□	□	□	□
5. 护士为我检查前指导不详,我会不满	□	□	□	□	□
6. 护士指导用药不清晰,我会不满	□	□	□	□	□
7. 护士对我的康复指导不明确,我会不满	□	□	□	□	□
8. 护士不能准确地解答疾病相关问题,我会不满	□	□	□	□	□
9. 护士不能准确地解释护理计划中的各项内容(如护理目标、护理措施、调整原因等),我会不满	□	□	□	□	□

续表

问题条目	评分标准				
	十分不同意	不同意	不确定	同意	十分同意
10. 护士护理技术操作不熟练,我会不满	☐	☐	☐	☐	☐
11. 护士操作时动作不够轻柔,我会不满	☐	☐	☐	☐	☐
12. 护士操作中不注意保护我的隐私,我会不满	☐	☐	☐	☐	☐
13. 护士参与抢救时动作不迅速,我会不满	☐	☐	☐	☐	☐
14. 护士仪器设备使用不熟练,我会不满	☐	☐	☐	☐	☐
15. 护士操作全程未对我进行解释、说明、指导、安慰,我会不满	☐	☐	☐	☐	☐
16. 护士对我提出的费用疑问解释不清楚,我会不满	☐	☐	☐	☐	☐
17. 护士与我交谈过程中语言生硬,我会不满	☐	☐	☐	☐	☐
18. 护士与我交谈过程中语速过快,我会不满	☐	☐	☐	☐	☐
19. 护士与我沟通时表情淡漠,我会不满	☐	☐	☐	☐	☐
20. 护士与我沟通时无目光接触,我会不满	☐	☐	☐	☐	☐
21. 护士应用医学专业术语与我进行沟通,我会不满	☐	☐	☐	☐	☐
22. 护士未耐心倾听我主诉而急于完成操作任务,我会不满	☐	☐	☐	☐	☐
23. 护士未能按时执行护理常规操作,我会不满	☐	☐	☐	☐	☐
24. 护士在呼叫铃响起后未能及时来到我床前,我会不满	☐	☐	☐	☐	☐
25. 护士因通知我缴费不及时而延误治疗,我会不满	☐	☐	☐	☐	☐
26. 护士对我或家属的询问不耐烦,我会不满	☐	☐	☐	☐	☐
27. 护士未主动了解我的服务需求,我会不满	☐	☐	☐	☐	☐
28. 护士不愿意为卫生状况较差的我提供服务,我会不满	☐	☐	☐	☐	☐
29. 护士指责陪护对我的照顾不够周全,我会不满	☐	☐	☐	☐	☐
30. 护士未能做到对我一视同仁,我会不满	☐	☐	☐	☐	☐
31. 护士未能满足我对病房安静的需求,我会不满	☐	☐	☐	☐	☐
32. 护士未能满足我对病房整洁的需求,我会不满	☐	☐	☐	☐	☐
33. 护士反复告知我或家属须遵守病房规章制度(如陪床、探视、禁止吸烟、物品归置等),我会不满	☐	☐	☐	☐	☐
34. 护士缺乏对我住院期间危险因素的评估,我会不满	☐	☐	☐	☐	☐
35. 护士未能对我的安全提供保护措施,我会不满	☐	☐	☐	☐	☐
36. 护士未能满足我对病房方向标示清楚的需求,我会不满	☐	☐	☐	☐	☐
37. 护士仪表不合宜,我会不满	☐	☐	☐	☐	☐
38. 护士对我的称呼不恰当,我会不满	☐	☐	☐	☐	☐
39. 护士登记错我的信息(如姓名等),我会不满	☐	☐	☐	☐	☐
40. 护士未能根据病情变化调整护理计划,我会不满	☐	☐	☐	☐	☐
41. 护士执行操作时频繁接/打电话,我会不满	☐	☐	☐	☐	☐
42. 护士对护理工作缺乏热情,我会不满	☐	☐	☐	☐	☐
43. 护士性格急、脾气暴,我会不满	☐	☐	☐	☐	☐
44. 护士性格大大咧咧、不拘小节,我会不满	☐	☐	☐	☐	☐

续表

问题条目	评分标准				
	十分不同意	不同意	不确定	同意	十分同意
45. 护士慢性子，做事有拖沓感，我会不满	☐	☐	☐	☐	☐
46. 护士遇事易紧张，易焦虑，我会不满	☐	☐	☐	☐	☐
47. 护士固执己见，一意孤行，我会不满	☐	☐	☐	☐	☐
48. 护士情感脆弱，性情不稳定，我会不满	☐	☐	☐	☐	☐
49. 护士因工作量大而忽略对我的耐心护理，我会不满	☐	☐	☐	☐	☐
50. 因病房护士数量少而无法满足我的需求，我会不满	☐	☐	☐	☐	☐
51. 护士不满意工作待遇，会影响与我的友好相处	☐	☐	☐	☐	☐
52. 护士被扣罚奖金，会影响与我的友好相处	☐	☐	☐	☐	☐
53. 护士承受压力过大（如工作、住房、买车、照顾子女或老人等），会影响与我的友好相处	☐	☐	☐	☐	☐
54. 社会对护士工作存有偏见，会影响护士与我的友好相处	☐	☐	☐	☐	☐
55. 医院或科室领导对护士的理解和支持不够，会影响护士与我的友好相处	☐	☐	☐	☐	☐
56. 科室领导对护士的批评过多，会影响护士与我的友好相处	☐	☐	☐	☐	☐
57. 护士与领导发生冲突，会影响与我的友好相处	☐	☐	☐	☐	☐
58. 护士同科室工作人员关系不良导致合作不佳，会影响与我的友好相处	☐	☐	☐	☐	☐

附 10

精神病医院医患关系问卷（医护版）

尊敬的医疗护理同仁：

您好！首先感谢您参与我们此次的调查。

此问卷旨在了解我省（市）精神病医院医患关系的现况及影响医患关系的因素，为探索构建和谐的医患关系提供依据。

本次调查完全从研究的角度出发，属于第三方调查，匿名作答。我们保证所有信息内容将严格保密，仅供本研究所用。

请您根据目前我省（市）精神病医院医患关系现况，仔细阅读每一道题目，并答完所有的题目，谢谢您的合作！祝您工作顺利！

医患关系研究课题组

第一部分：一般资料

以下问题是有关您个人的基本情况，请您在选择答案相应的序号下打"√"。(每题只选一项)

1. 职业： （1）医生 （2）护士

2. 性别： （1）男 （2）女

3. 年龄：

(1) 20～30 岁 （2）31～40 岁 （3）41～50 岁 （4）50 岁以上

4. 文化程度：

(1) 中专及以下 （2）专科（大专）

(3) 本科 （4）研究生及以上

5. 职称：

（1）初级　　（2）中级　　（3）副高　　（4）正高

6. 工作年限：

（1）1～5 年　　（2）6～10 年　　（3）11～20 年　　（4）20 年以上

7. 最初在校所学专业：

（1）临床医学　　（2）普通护理

（3）涉外（英语）护理　　（4）精神医学

（5）其他（请具体填写）：＿＿＿＿＿＿＿＿＿＿＿＿＿＿

8. 毕业后是否系统学习过精神科方面的知识：

（1）是　　（2）否

9. 目前工作区域：（1）男病区（2）女病区（3）其他（请具体填写）：

10. 目前工作科室：

（1）老年精神科　　（2）中西医结合精神科　　（3）普通精神科　　（4）急诊科

（5）门诊部　　（6）心理科　　（7）其他（请具体填写）

11. 本科室管理模式：（1）开放式　　（2）半开放式　　（3）封闭式

第二部分：医患关系现况及影响因素调查

以下问题是调查您对我省（市）精神病医院医患关系现况及影响因素的认识与看法，请您在选择答案相应的序号下打"√"。（每题只选一项）

1. 您觉得目前精神病医院医患关系紧张程度如何？

（1）非常和谐　　（2）和谐　　（3）一般

（4）比较紧张　　（5）非常紧张

2. 您觉得患者及家属与医护人员的关系如何？

（1）好　　（2）较好　　（3）一般

（4）差　　（5）非常差

3. 您认为患者及家属对您的工作满意吗？

（1）非常满意　　（2）满意　　（3）一般

（4）不满意　　（5）非常不满意

4. 您在工作中是否受到患者及家属的信任？

（1）非常信任　　（2）信任　　（3）一般

（4）不信任　　（5）非常不信任

5. 您在工作中是否受到患者及家属的尊重？

（1）非常尊重　　（2）尊重　　（3）一般

（4）不尊重　　（5）非常不尊重

6. 以下问题是关于精神病医院医患关系的影响因素，请根据您对目前可能造成精神病医院医患关系紧张原因的认识进行填写，在选择答案相应处打"√"。（每题只选一项）

条目	非常同意	同意	不确定	不同意	非常不同意
1. 精神病医院医疗设施差,引起患者或家属不满	☐	☐	☐	☐	☐
2. 医疗保险负担比例不够,造成看病贵,引起患者或家属不满	☐	☐	☐	☐	☐
3. 双向转诊机制(根据病情需要,将患者向上级或下级医院转诊治疗)不健全,引起患者或家属不满	☐	☐	☐	☐	☐
4. 医疗纠纷解决机制不健全,致使医患矛盾不能得到合理的调解	☐	☐	☐	☐	☐
5. 新闻媒体对医疗事件的负面报道,导致患者或家属对医疗行业失去信任	☐	☐	☐	☐	☐
6. 精神病医院医护人员少,工作量大,不能细微地照顾到每一位患者,引起患者或家属不满	☐	☐	☐	☐	☐
7. 封闭式病房环境易激怒患者,加剧医患关系紧张	☐	☐	☐	☐	☐
8. 住院期间管理方式单调(如组织患者活动少、饮食单一),引起患者不满	☐	☐	☐	☐	☐
9. 一级护理病房与二级护理病房相隔太近,一级护理患者疾病发作时(如大喊、大叫),影响二级护理患者休息,引起患者不满	☐	☐	☐	☐	☐
10. 个别医护人员忙于日常医疗工作,与患者沟通少,引起患者不满	☐	☐	☐	☐	☐
11. 个别医护人员与患者沟通时,表情冷漠,引起患者不满	☐	☐	☐	☐	☐
12. 个别医护人员对患者使用刺激、命令性语言,引起患者不满	☐	☐	☐	☐	☐
13. 个别医护人员医疗技术水平较低,不能满足患者的需求,引起患者或家属不满	☐	☐	☐	☐	☐
14. 个别医护人员不能准确地解答患者或家属提出的关于疾病的相关问题,引起患者或家属不满	☐	☐	☐	☐	☐
15. 对躁动患者进行必要约束时,动作粗暴,引起患者或家属不满	☐	☐	☐	☐	☐
16. 个别医护人员工作不认真,责任心不强,引起患者或家属不满	☐	☐	☐	☐	☐
17. 个别工作年限较长的医护人员易对工作产生懈怠,缺乏工作热情,引起患者或家属不满	☐	☐	☐	☐	☐
18. 个别医护人员对总是询问同一个问题的患者缺乏耐心,引起患者不满	☐	☐	☐	☐	☐
19. 个别医护人员性子急、脾气暴,引起患者或家属不满	☐	☐	☐	☐	☐
20. 个别医护人员将工作外的不愉快带入工作当中,易产生医患冲突	☐	☐	☐	☐	☐
21. 未能满足患者合理的、基本的要求(如允许患者打电话等),引起患者或家属不满	☐	☐	☐	☐	☐

续表

条目	非常同意	同意	不确定	不同意	非常不同意
22. 患者因自身疾病的作用,易产生冲动和暴力行为,是医患矛盾的潜在因素	☐	☐	☐	☐	☐
23. 个别患者或家属缺乏对相关精神疾病知识的了解(如抑郁症存在反复发作的可能等),影响和谐医患关系的建立	☐	☐	☐	☐	☐
24. 个别患者或家属对医护人员的工作性质缺乏理解,影响和谐医患关系的建立	☐	☐	☐	☐	☐
25. 个别患者或家属性格偏激,易与医护人员发生冲突,影响和谐医患关系的建立	☐	☐	☐	☐	☐
26. 个别患者家庭经济状况较差,难以支付医疗费用,易产生不满	☐	☐	☐	☐	☐
27. 个别患者或家属违反医院规章制度,不服从医护人员的管理,影响和谐医患关系的建立	☐	☐	☐	☐	☐
28. 患者或家属对治疗期望过高,其结果不如意时便产生不满情绪	☐	☐	☐	☐	☐
29. 患者家属之间意见不一致,不能很好地配合诊疗工作,影响和谐医患关系的建立	☐	☐	☐	☐	☐
30. 患者或家属通过医闹谋取非法利益,影响和谐医患关系的建立	☐	☐	☐	☐	☐

附 11

精神病医院医患关系问卷（患者及家属版）

尊敬的患者（家属）朋友：

您好！首先感谢您参与我们此次的调查。

此问卷旨在了解我省（市）精神病医院医患关系的现况及影响医患关系的因素，为探索构建和谐的医患关系提供依据。

本次调查完全从研究的角度出发，属于第三方调查，匿名作答。我们保证所有信息内容将严格保密，仅供本研究所用。

请您根据目前我省（市）精神病医院医患关系现况，仔细阅读每一道题目，并答完所有的题目，谢谢您的合作！祝您工作顺利！

医患关系研究课题组

第一部分：一般资料

以下问题是有关您个人的基本情况，请您在选择答案相应的序号下打"√"。（每题只选一项）

1. 您是： （1）患者 （2）家属

2. 性别： （1）男 （2）女

3. 年龄：

（1）18～30 岁 （2）31～40 岁 （3）41～50 岁

（4）51～60 岁 （5）61 岁及以上

4. 文化程度：

（1）中专及以下 （2）专科（大专） （3）本科 （4）研究生及以上

5. 您的职业：

（1）公务员　　（2）工人　　（3）农民　　（4）学生　　（5）自由从业者

（6）退休　　（7）无业　　（8）其他（请具体填写）：＿＿＿＿＿＿

6. 目前婚姻状况：

（1）未婚　　（2）已婚　　（3）离异

（4）丧偶　　（5）其他（请具体填写）：

7. 住院科室：

（1）老年精神科　　（2）中西医结合精神科　　（3）普通精神科

（4）急诊科　　（5）门诊部　　（6）心理科　　（7）其他（请具体填写）：

8. 住院次数：

（1）1次　　（2）2次　　（3）3次　　（4）4次及以上

9. 您的医疗费用支付方式：

（1）公费　　（2）医疗保险　　（3）新农合

（4）自费　　（5）其他（请具体填写）：

10. 本科室管理模式：　　（1）开放式　　（2）半开放式　　（3）封闭式

第二部分：医患关系现况及影响因素调查

以下问题是调查您对我省（市）精神病医院医患关系现况及影响因素的认识与看法，请您在选择答案相应的序号下打"√"。（每题只选一项）

1. 您觉得目前精神病医院医患关系紧张程度如何？

（1）非常和谐　　（2）和谐　　（3）一般

（4）比较紧张　　（5）非常紧张

2. 您觉得患者及家属与医护人员的关系如何？

（1）好　　（2）较好　　（3）一般

（4）差　　（5）非常差

3. 您认为患者及家属对医务人员的工作满意吗？

（1）非常满意　　（2）满意　　（3）一般

（4）不满意　　（5）非常不满意

4. 您认为患者及家属对医务人员信任吗？

（1）非常信任　　（2）信任　　（3）一般

（4）不信任　　（5）非常不信任

5. 您认为患者及家属尊重医务人员吗？

（1）非常尊重　　（2）尊重　　（3）一般

（4）不尊重　　（5）非常不尊重

6. 以下问题是关于精神病医院医患关系的影响因素，请根据您对目前可能造成精神病医院医患关系紧张原因的认识进行填写，在选择答案相应处打"√"。（每题只选一项）

条目	非常同意	同意	不确定	不同意	非常不同意
1. 精神病医院医疗设施差,引起患者或家属不满	□	□	□	□	□
2. 医疗保险负担比例不够,造成看病贵,引起患者或家属不满	□	□	□	□	□
3. 双向转诊机制(根据病情需要,将患者向上级或下级医院转诊治疗)不健全,引起患者或家属不满	□	□	□	□	□
4. 医疗纠纷解决机制不健全,致使医患矛盾不能得到合理的调解	□	□	□	□	□
5. 新闻媒体对医疗事件的负面报道,导致患者或家属对医疗行业失去信任	□	□	□	□	□
6. 精神病医院医护人员少,工作量大,不能细微地照顾到每一位患者,引起患者或家属不满	□	□	□	□	□
7. 封闭式病房环境易激怒患者,加剧医患关系紧张	□	□	□	□	□
8. 住院期间管理方式单调(如组织患者活动少、饮食单一),引起患者不满	□	□	□	□	□
9. 一级护理病房与二级护理病房相隔太近,一级护理患者疾病发作时(如大喊、大叫),影响二级护理患者休息,引起患者不满	□	□	□	□	□
10. 个别医护人员忙于日常医疗工作,与患者沟通少,引起患者不满	□	□	□	□	□
11. 个别医护人员与患者沟通时,表情冷漠,引起患者不满	□	□	□	□	□
12. 个别医护人员对患者使用刺激、命令性语言,引起患者不满	□	□	□	□	□
13. 个别医护人员医疗技术水平较低,不能满足患者的需求,引起患者或家属不满	□	□	□	□	□
14. 个别医护人员不能准确地解答患者或家属提出的关于疾病的相关问题,引起患者或家属不满	□	□	□	□	□
15. 对躁动患者进行必要约束时,动作粗暴,引起患者或家属不满	□	□	□	□	□
16. 个别医护人员工作不认真,责任心不强,引起患者或家属不满	□	□	□	□	□
17. 个别工作年限较长的医护人员易对工作产生懈怠,缺乏工作热情,引起患者或家属不满	□	□	□	□	□
18. 个别医护人员对总是询问同一个问题的患者缺乏耐心,引起患者不满	□	□	□	□	□
19. 个别医护人员性子急,脾气暴,引起患者或家属不满	□	□	□	□	□

续表

条目	非常同意	同意	不确定	不同意	非常不同意
20. 个别医护人员将工作外的不愉快带入工作当中,易产生医患冲突	☐	☐	☐	☐	☐
21. 未能满足患者合理的、基本的要求(如允许患者打电话等),引起患者或家属不满	☐	☐	☐	☐	☐
22. 患者因自身疾病的作用,易产生冲动和暴力行为,是医患矛盾的潜在因素	☐	☐	☐	☐	☐
23. 个别患者或家属缺乏对相关精神疾病知识的了解(如抑郁症存在反复发作可能等),影响和谐医患关系的建立	☐	☐	☐	☐	☐
24. 个别患者或家属对医护人员的工作性质缺乏理解,影响和谐医患关系的建立	☐	☐	☐	☐	☐
25. 个别患者或家属性格偏激,易与医护人员发生冲突,影响和谐医患关系的建立	☐	☐	☐	☐	☐
26. 个别患者家庭经济状况较差,不能支付医疗费用,易产生不满	☐	☐	☐	☐	☐
27. 个别患者或家属违反医院规章制度,不服从医护人员的管理,影响和谐医患关系的建立	☐	☐	☐	☐	☐
28. 患者或家属对治疗期望过高,其结果不如意时便产生不满情绪	☐	☐	☐	☐	☐
29. 患者家属之间意见不一致,不能很好地配合诊疗工作,影响和谐医患关系的建立	☐	☐	☐	☐	☐
30. 患者或家属通过医闹谋取非法利益,影响和谐医患关系的建立	☐	☐	☐	☐	☐

附 12

精神分裂症患者攻击行为原因态度问卷（护士版）

尊敬的护理同仁：

您好！首先非常感谢您能参与此项研究，本研究旨在了解您对目前精神分裂症患者发生攻击行为原因的认识与看法，为制订针对性的预防及干预措施，减少攻击行为的发生提供依据。本调查采用匿名方式进行，您所提供的资料仅供本次研究之用，我们绝对严格保密。答案无对错之分，请您根据您对目前精神分裂症患者发生攻击行为原因的真实感受和看法填写。

再次感谢您的帮助和支持！

注：本研究中的攻击行为包括语言攻击、身体攻击、攻击物体及自身攻击。

医院关系研究课题组

以下问题是调查您对目前精神分裂症患者攻击行为原因的认识与看法，请在您选择答案的相应处打"√"。

条目	非常同意	同意	不确定	不同意	非常不同意
1. 患者受精神症状（如幻觉、妄想等）支配而发生攻击	☐	☐	☐	☐	☐
2. 患者不配合治疗而发生攻击	☐	☐	☐	☐	☐
3. 患者拒绝住院而发生攻击	☐	☐	☐	☐	☐
4. 患者为发泄情绪而发生攻击	☐	☐	☐	☐	☐
5. 患者为报复而发生攻击	☐	☐	☐	☐	☐
6. 患者由于自罪自责而发生自身攻击	☐	☐	☐	☐	☐
7. 脾气暴躁、爱冲动的患者易攻击	☐	☐	☐	☐	☐

续表

条目	非常同意	同意	不确定	不同意	非常不同意
8. 敏感、爱猜忌的患者易攻击	☐	☐	☐	☐	☐
9. 医护人员与患者缺乏沟通,引起患者攻击	☐	☐	☐	☐	☐
10. 个别医护人员沟通态度不好(如语气生硬、态度冷漠等),引起患者攻击	☐	☐	☐	☐	☐
11. 个别医护人员缺乏沟通技巧,与患者交流不当,引起患者攻击	☐	☐	☐	☐	☐
12. 个别医护人员治疗(或护理)不合理,引起患者攻击	☐	☐	☐	☐	☐
13. 个别医护人员不尊重患者,引起患者攻击	☐	☐	☐	☐	☐
14. 医护人员未满足患者的某些需求,引起患者攻击	☐	☐	☐	☐	☐
15. 个别医护人员交接班落实不到位,导致对病情不了解,不能有效预防攻击	☐	☐	☐	☐	☐
16. 个别医护人员风险评估不到位,导致对病情不了解,不能有效预防攻击	☐	☐	☐	☐	☐
17. 对患者使用强制方式(如保护性约束等)进行管理,引起患者攻击	☐	☐	☐	☐	☐
18. 家庭成员缺乏精神病学知识,导致患者未能及时救治,从而发生攻击	☐	☐	☐	☐	☐
19. 家庭成员对患者冷漠、不关心,引起患者攻击	☐	☐	☐	☐	☐
20. 家庭成员对患者过多指责、批评,引起患者攻击	☐	☐	☐	☐	☐
21. 家庭成员与患者沟通不当,引起患者攻击	☐	☐	☐	☐	☐
22. 家庭成员隐瞒病情,导致医护人员对患者病情不了解,不能有效预防攻击	☐	☐	☐	☐	☐
23. 新入院患者对环境感到陌生,内心产生恐惧而发生攻击	☐	☐	☐	☐	☐
24. 病房环境不舒适(如拥挤、嘈杂等),引起患者攻击	☐	☐	☐	☐	☐
25. 医院单调的生活方式,使患者感觉枯燥乏味而发生攻击	☐	☐	☐	☐	☐
26. 封闭的病房环境,使患者感觉压抑而发生攻击	☐	☐	☐	☐	☐
27. 患者间由于生活琐事产生争执而发生攻击	☐	☐	☐	☐	☐
28. 社会某些事件刺激(如生活、工作不如意等)引起患者攻击	☐	☐	☐	☐	☐
29. 社会偏见、歧视使患者倍感压力而发生攻击	☐	☐	☐	☐	☐

附 13

精神分裂症患者攻击行为原因态度问卷（患者版）

尊敬的患者朋友：

您好！首先非常感谢您能参与此项研究，本研究旨在了解您对目前精神分裂症患者发生攻击行为原因的认识与看法，为制定针对性的预防及干预措施，减少攻击行为的发生提供依据。本调查采用匿名方式进行，您所提供的资料仅供本次研究之用，我们绝对严格保密。答案无对错之分，请您根据您对目前精神分裂症患者发生攻击行为原因的真实感受和看法填写。

再次感谢您的帮助和支持！

> 注：本研究中的攻击行为包括语言攻击、身体攻击、攻击物体及自身攻击。

医患关系研究课题组

以下问题是调查您对目前精神分裂症患者攻击行为原因的认识与看法，请在您选择答案的相应处打"√"。

条目	非常同意	同意	不确定	不同意	非常不同意
1. 患者受精神症状(如幻觉、妄想等)支配而发生攻击	☐	☐	☐	☐	☐
2. 患者不配合治疗而发生攻击	☐	☐	☐	☐	☐
3. 患者为发泄情绪而发生攻击	☐	☐	☐	☐	☐
4. 患者为报复而发生攻击	☐	☐	☐	☐	☐
5. 患者由于自罪自责而发生自身攻击	☐	☐	☐	☐	☐

续表

条目	非常同意	同意	不确定	不同意	非常不同意
6. 医护人员与患者缺乏沟通,引起患者攻击	☐	☐	☐	☐	☐
7. 个别医护人员沟通态度不好(如语气生硬、态度冷漠等),引起患者攻击	☐	☐	☐	☐	☐
8. 个别医护人员缺乏沟通技巧,与患者交流不当,引起患者攻击	☐	☐	☐	☐	☐
9. 个别医护人员治疗(或护理)不合理,引起患者攻击	☐	☐	☐	☐	☐
10. 个别医护人员不尊重患者,引起患者攻击	☐	☐	☐	☐	☐
11. 医护人员未满足患者的某些需求,引起患者攻击	☐	☐	☐	☐	☐
12. 幼年父母教养方式不当的患者易攻击	☐	☐	☐	☐	☐
13. 家庭成员缺乏精神病学知识,导致患者未能及时救治,从而发生攻击	☐	☐	☐	☐	☐
14. 家庭成员对患者冷漠、不关心,引起患者攻击	☐	☐	☐	☐	☐
15. 家庭成员对患者过多指责、批评,引起患者攻击	☐	☐	☐	☐	☐
16. 家庭成员与患者沟通不当,引起患者攻击	☐	☐	☐	☐	☐
17. 家庭成员干涉医护人员的工作,导致不能有效地控制患者攻击	☐	☐	☐	☐	☐
18. 新入院患者对环境感到陌生,内心产生恐惧而发生攻击	☐	☐	☐	☐	☐
19. 病房环境不舒适(如拥挤、嘈杂等),引起患者攻击	☐	☐	☐	☐	☐
20. 医院单调的生活方式,使患者感觉枯燥乏味而发生攻击	☐	☐	☐	☐	☐
21. 封闭的病房环境,使患者感觉压抑而发生攻击	☐	☐	☐	☐	☐

附 14

精神科护患交往过程中护士心理负荷问卷

尊敬的护理界同仁：

首先衷心感谢您能参与我们此次的调查，并对占用您的宝贵时间致以歉意。本问卷旨在调查精神病医院护患交往情况，以改善护理服务质量，维护护理人员的身心健康，构建更加和谐的护患关系。

（1）本次调查完全是从研究的角度出发，属于第三方调查，匿名作答，我们保证所有信息内容将严格保密，仅供本研究所用，对您本人不会造成任何影响，请不要有任何顾虑。

（2）您的回答对本研究非常重要，答案没有对错之分，重点是如实反映您对护患交往情况的认识与看法。

（3）问卷包括三部分，第一部分为一般资料，共12题；第二部分是精神科医疗工作场所暴力现状调查，共8题；第三部分是日常护理工作中可能出现的影响护患交往的事件，共26题。需要占用您5～10分钟时间。

回答结束后请您再用1分钟的时间查看一下有无漏填项。

再次衷心地感谢您对本研究的支持与帮助，祝您工作顺利！

医患关系研究课题组
2017 年 3 月 20 日

第一部分：一般资料

以下问题是有关您个人的基本情况，请在所选择的答案题号上打"√"。（每题只选一项）

1. 性别：

（1）男 （2）女

2. 年龄：

（1）18～30 岁 （2）31～40 岁

（3）41～50 岁　　（4）50 岁以上

3. 婚姻状况：

（1）已婚　　（2）未婚　　（3）离异

（4）丧偶　　（5）其他（请具体填写）_____

4. 文化程度：

（1）中专　　（2）大专　　（3）本科

（4）研究生及以上

5. 职称：

（1）初级　　（2）中级　　（3）副高　　（4）正高

6. 工作年限：

（1）1～5 年　　（2）6～10 年　　（3）11～20 年

（4）20 年以上

7. 聘任方式：

（1）正式编制　　（2）人事代理　　（3）合同制

8. 毕业后是否系统学习过精神科方面的知识：

（1）是　　（2）否

若选"是"，请说明学习时间合计为：_____

（1）1 周以内　　（2）1 个月以内　　（3）1～3 个月　　（4）3～6 个月

（5）6～12 个月　　（6）1 年以上

9. 您对自身性格评价：

（1）内向　　（2）外向　　（3）两者之间

10. 您目前工作区域：

（1）男病区　　（2）女病区

（3）其他（请具体填写）：_____

11. 您目前工作科室：

（1）老年精神科　　（2）儿童少年精神科　　（3）中西医结合精神科

（4）普通精神科　　（5）急诊科　　（6）门诊部

（7）其他（请具体填写）_____

12. 您所在科室管理模式：

（1）开放式　　（2）半开放式

（3）封闭式

第二部分：精神科医疗工作场所暴力现状

请核对下述情形（以下指来自患者或家属暴力行为），参照您在近 1 个月里的实际经历，在相应的"□"里打"√"，每题都需回答。

条目（来自患者或家属的暴力行为）	零频率（0次/年）	低频率（1次/年）	中频率（2～3次/年）	高频率（3次以上/年）
1. 威胁恐吓(例如:指口头或书面人身恐吓、肢体、手持武器、紧握拳头等威胁行为)	□	□	□	□
2. 口头侵犯(例如:侮辱、辱骂、增大嗓门、愤怒式表达、大声咆哮等行为)	□	□	□	□
3. 情感宣泄(例如:情绪激动、挖苦、阴阳怪气表达、怒视等行为)	□	□	□	□
4. 躯体攻击(例如:咬、打、推、砸、抢、吐唾沫等攻击性行为)	□	□	□	□
5. 性骚扰类(例如:反复谈论性隐私或性行为,故意触摸以及其他形式的性骚扰行为)	□	□	□	□
6. 诋毁声誉(例如:无端指控或投诉、诽谤、诋毁、私底下传播有损声誉的言论等行为)	□	□	□	□
7. 刁难行为(例如:找茬、提出不合理工作或时间上的要求、尖锐苛刻的反驳、不配合)	□	□	□	□
8. 妨碍工作(破坏设施、鼓励其他患者对抗、工作场所长久逗留、扰乱秩序、恶意摄像)	□	□	□	□

第三部分：护患交往事件问卷

以下是您在工作中可能会遇到的影响护患交往的事件，请您结合自己的感受和经历，判断该事件给您的身心带来的压力程度，并在相应的"□"里打"√"，每题都需回答。

条目	无	轻度	中度	重度	极重度
1. 担心工作中出现差错或事故	□	□	□	□	□
2. 担心护理操作技术不熟练	□	□	□	□	□
3. 面对患者的各类情绪(问题),找不到合适的语言向其表达同理心	□	□	□	□	□
4. 未熟练掌握精神科特殊症状的沟通技巧	□	□	□	□	□
5. 不能准确解答患者或家属提出的与疾病相关的问题	□	□	□	□	□
6. 忽略患者或家属的信息反馈	□	□	□	□	□
7. 对患者使用刺激命令性语言	□	□	□	□	□
8. 担心护理操作会给患者带来疼痛	□	□	□	□	□
9. 患者或家属缺乏有关自身疾病的知识	□	□	□	□	□
10. 患者或家属对治疗期望值过高	□	□	□	□	□

续表

条目	无	轻度	中度	重度	极重度
11. 患者原因不明地向护士发泄负性情绪	☐	☐	☐	☐	☐
12. 患者受疾病影响,对护士进行攻击	☐	☐	☐	☐	☐
13. 患者否认自己有病,不配合治疗	☐	☐	☐	☐	☐
14. 患者病情过重	☐	☐	☐	☐	☐
15. 患者被家属强制入院,对接诊的护士产生冲动行为	☐	☐	☐	☐	☐
16. 患者与家属不遵守病区管理制度	☐	☐	☐	☐	☐
17. 患者突然死亡	☐	☐	☐	☐	☐
18. 护理患者所需的仪器设备不足,工作难度大	☐	☐	☐	☐	☐
19. 病区护理人力资源不足,工作负荷大	☐	☐	☐	☐	☐
20. 经常倒班(尤其夜班时精神需要高度紧绷)	☐	☐	☐	☐	☐
21. 医院或科室领导对护士的理解支持不够	☐	☐	☐	☐	☐
22. 同事间缺乏理解与支持	☐	☐	☐	☐	☐
23. 护士的工资待遇明显低于其实际付出	☐	☐	☐	☐	☐
24. 社会对护士形象认识不够	☐	☐	☐	☐	☐
25. 工作遇到困难时,不能得到家人的理解和支持	☐	☐	☐	☐	☐
26. 医疗纠纷解决机制尚不健全,护患矛盾得不到合理的调解	☐	☐	☐	☐	☐

请确认您已经全部填写以上内容,再次感谢您对本次研究的支持!

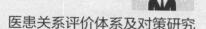

第四章

我国部分省市医患关系现况调查及影响因素分析

第一节 | 调查背景与过程

一、 调查背景

近年来，医患冲突、医患纠纷等不和谐的现象不断发生，引起了全社会的广泛关注和强烈反响，医患关系问题已成为影响社会和谐的焦点问题之一。医患关系是医疗实践过程中最基本、最重要的社会关系，主要涉及医生、护士、患者及其家属。医患关系的好坏，不仅对患者疾病的转归和愈后有重要作用，还直接影响医务人员的身心健康水平。研究发现，医患关系紧张，导致医护人员工作积极性和满意度下降，离职率增高，出现焦虑、抑郁等心理问题，身心健康受到极大损害。如何改善医患关系成为亟待解决的问题。课题组集中调查我国部分省市医患关系的现况，并分析影响医患关系的因素，为医疗管理部门制定相应的策略提供依据，对深入医疗体制改革，建立和谐社会有着深刻的现实意义。

影响医患关系的因素有很多方面，如医方因素、患方因素、环境因素等。医方作为提供医疗服务的一方，患方作为接受医疗服务的一方，对医患关系的需求和理解不同，对导致医患关系紧张因素的认知也不同。因此需要关注不同人群对医患关系的认识和态度，并比较双方的异同，为更好地改善医患关系，奠定基础。

精神病医院与综合医院，由于服务对象的不同，医患关系情况明显不同。精神疾病患者因具有不同程度的思维、情感、行为等方面的障碍，易发生自伤、自杀、伤人、外逃等事件，在医患交往过程中，容易发生攻击及暴力行为，从而造成了精神病医院医患关系的特殊性、复杂性和严重性。本研究在分析综合医院医患关系的基础上，进一步分析影响精神病医院医患关系的因素，探讨造成精神疾病患者发生暴力行为的原因，为有效管理精神疾病患者，减少攻击行为，改善精神病医院医患关系提供依据。

二、 调查对象

本研究分别调查了综合医院和精神病医院医患关系现况及影响因素的相关情况，涉及医方代表人群（主要为医生及护士），患方代表人群（主要为患者及其家属）。具体入选及排除标准如下所述。

1. 综合医院

在综合医院中，医生（护士）的纳入标准为：取得相应执业资格证；有 1 年以上工作经验；在临床工作中需与患者及其家属有直接接触；自愿参与本研究。排除标准：急（门）诊、手术室、供应室、ICU 在岗一线人员。患者（家属）纳入标准：住院患者（或家属）；年龄≥18 周岁；具备正常的阅读和理解能力；知情同意并自愿参与本研究。家属为患者的最主要照顾者，与医护人员接触最多，对患者的病情最为了解。患者（家属）排除标准：病情危重，昏迷，有神经、精神系统症状。

2. 精神病医院

在精神病医院中，医护人员的纳入标准：精神病医院从事临床医疗（护理）工作，已取得相应执业资格证；工作 1 年以上；自愿参与本研究。排除标准：医技部门及辅助部门的医护人员。患者（或家属）的纳入标准：医生证实有部分或完全自知力的稳定期患者；具有良好的表达和理解能力的患者（或家属）；同意并自愿参加本研究；家属为患者的最主要照顾者，与医护人员接触最多，对患者的病情最为了解。排除标准：伴发躯体疾病、脑器质性疾病；当前情绪不稳定的患者；年龄＜18 周岁的患者（或家属）。

三、 调查方法

问卷首页设计统一指导语，调查者结合各临床科室工作的实际情况，主要选择在 10：00～11：30 和 15：00～17：00 发放调查问卷。

医务人员问卷发放：在医院管理部门的同意及配合下，调查前，对调查者进行培训，说明本研究的目的、意义和要求；利用科室学习时间，由科主任向符合标准的医务人员说明并发放问卷，以匿名方式完成，并遵循保密原则。当场答完后收回问卷。

患者及家属问卷的发放：研究者亲自向符合标准的患者（家属）发放调查问卷，及时解释不理解的条目，对因为文化程度低不能独自完成或不方便自行填写问卷的患者（家属），给予逐条朗读、解释，然后仍由患者（家属）自行回答，保证结果的准确性和真实性。填写完毕后当场收回问卷。

四、 资料整理与分析

将回收问卷逐一核查，并编号。对所有题项皆选同一答案以及一份问卷 10％的题项漏填者视为无效问卷。

对有效问卷采用双人核对、录入的方法，将原始数据输入 SPSS19.0 软件，进行统计学处理。缺失值的认定：未填答的和一个题项同时选择两个或两个以上选项的条目做缺失值处理。缺失值的题项得分为该题项所属维度已作答题项得分的平均值。

采用频数、构成比、均数、标准差对一般资料及现况进行描述，采用 t 检验和方差分析、卡方检验、多元逐步线性回归等进行统计分析。以 P ＜0.05 为差异有统计学意义。

第二节 ｜ 承德市医患关系现况及影响因素的调查与分析

从医患双方的角度，研究影响医患关系的因素，将能相对客观地反映问题的本质。本研究利用综合医院医患关系现况及影响因素问卷（具体见

第三章），调查承德市医患关系现况及影响因素，分析医患双方观点的异同，为综合研究医患关系影响因素提供基础资料。

采用便利抽样的方法，选取承德市区 6 所医院（2 所三甲综合医院，2 所二甲综合医院，1 所二甲中医院，1 所二甲妇幼保健院）的 1320 名医护人员和 1438 名住院患者或家属，作为研究对象（纳入、排除标准见第一节）。本研究医护人员、患者或家属问卷分别发放 1600 份，有效回收率为 82.5%、89.9%。将医生及护士归为医方，将患者及家属归为患方，比较两个利益方观点的异同。

一、 承德市医患关系现况

医方与患方对承德市医患关系现况总体认知得分分别为 3.28±0.64、3.64±0.68，表明医患双方均认为目前承德市医患关系现况一般，有很大改善空间。经比较发现，患方对医患关系现况的认识比医方乐观（$P<$0.01）（见表 4-1）。这与医生、护士接触的医患纠纷较患者及家属多、工作强度高等因素有关，一旦发生医患纠纷，医生、护士对事件的群体感受性较高。

表 4-1　医患双方对承德市医患关系现况的认知情况（$\bar{x}\pm s$）

项目	医方	患方	t	P
总体认知	3.28±0.64	3.64±0.68	3.440	0.000[①]
医患关系的总体现况	3.32±0.64	3.53±0.44	4.302	0.000[①]
医疗品质现况	3.24±0.63	3.74±0.91	2.578	0.003[②]

① 表示 $P<0.01$。

② 表示 $P<0.05$。

二、 影响承德市医患关系现况的单因素分析

以医患关系的现况总分为因变量，医方或患方一般资料为自变量，进行 t 检验、方差分析。结果发现，在 $\alpha=0.05$ 水准上，患方中，患者的类别、性别、年龄、文化程度、职业，无统计学意义；患者的家庭所在地、住院科室、住院时间、医疗费用支付方式具有统计学意义。医方中，除医

护人员的工作科室外，医护人员的类别、性别、年龄、文化程度、职称、从事临床工作的时间均具有统计学意义。

三、 影响承德市医患关系现况的多因素分析

考虑因素间的相互作用，以医患关系现况总分为因变量，以单因素分析中有意义的各条目及医患关系影响因素问卷中各条目为自变量，进行多元逐步回归分析。进入回归方程和剔除的 α 值分别为 0.05 和 0.10。患方及医方结果见表 4-2、表 4-3。其中，医护人员与患者交流时，语言简短生硬，缺乏必要的解释、个别医护人员的工作出现医疗缺陷（如误诊、漏诊、误治等）、个别患者性格偏激是进入医患双方回归方程的共同因素。

表 4-2　患方视角下医患关系影响因素的多元线性回归

影响因素	偏回归系数	标准误差	标准偏回归系数	t 值	P 值
（常量）	38.436	0.779		49.317	0.000[2]
患者住院时间	−1.106	0.166	−0.174	−6.683	0.000[2]
医护人员与患者交流时,语言简短生硬,缺乏必要的解释[1]	−0.878	0.148	−0.180	−5.942	0.000[2]
患者自身经济状况较差,易对过高的医疗费用不满	0.380	0.150	0.089	2.537	0.011[3]
个别医护人员的工作出现医疗缺陷(如误诊、漏诊、误治等)[1]	−0.569	0.133	−0.115	−4.285	0.000[2]
个别患者性格偏激[1]	0.370	0.147	0.083	2.510	0.012[3]
政府对医院投入不足,导致医疗机构趋利,造成看病贵	0.611	0.149	0.106	4.099	0.000[2]
医护人员与患者沟通时,专业术语使用过多,导致沟通不畅	−0.501	0.148	−0.103	−3.382	0.001[3]
护士社会地位低,造成患者及家属不尊重护士	−0.354	0.112	−0.081	−3.145	0.002[3]
患者由于生病,心情不好,容易急躁	0.404	0.144	0.095	2.806	0.005[2]

① 表示该条目是医患双方回归方程中的共同因素。

② 表示 P<0.01。

③ 表示 P<0.05。

表 4-3　医方视角下医患关系影响因素的多元线性回归

影响因素	偏回归系数	标准误差	标准偏回归系数	t 值	P 值
（常量）	42.135	0.968		43.528	0.000②
医护从事临床工作的时间	−1.596	0.153	−0.364	−10.416	0.000②
医护文化程度	−1.143	0.215	−0.146	−5.315	0.000②
医护职称	0.667	0.247	0.098	2.704	0.003②
个别医护人员的工作出现医疗缺陷(如误诊、漏诊、误治等)①	−0.290	0.166	−0.068	−1.749	0.031③
社会舆论或媒体的导向偏颇,对医疗纠纷、医疗事故的宣传较多,使公众对医疗行业失去信心	−0.586	0.167	−0.118	−3.503	0.000②
医疗资源配置倾向于大中医院,造成患者需求与医疗供应不对称,供需失衡	0.434	0.167	0.087	2.592	0.010③
个别医护人员业务水平低,不能满足患者的医疗需求	−0.479	0.161	−0.112	−2.976	0.003②
患者对医护人员缺乏基本的理解和尊重	−0.478	0.160	−0.091	−2.986	0.003②
患者不遵守医院规章制度、管理条例	0.506	0.169	0.088	2.990	0.003②
医护人员与患者交流时,语言简短生硬,缺乏必要的解释①	−0.443	0.153	−0.115	−2.895	0.004②
医护人员工作不认真,责任心不强	0.367	0.145	0.092	2.526	0.012③
看病程序复杂,等候时间长,导致看病难	−0.473	0.159	−0.094	−2.970	0.003②
个别患者性格偏激①	0.497	0.178	0.083	2.798	0.005②
医保报销比例相对低,导致看病贵	0.354	0.157	0.068	2.250	0.025③
患者对治疗期望值过高,达不到预期目标时,易引起医患关系紧张	−0.363	0.178	−0.062	−2.039	0.042③

① 表示该条目是医患双方回归方程中的共同因素。

② 表示 $P < 0.01$。

③ 表示 $P < 0.05$。

分析结果发现,影响承德市医患关系现况的因素,主要有以下几个方面。

1. 医护人员专业素质需进一步提高

表 4-2、表 4-3 显示，医护双方均认为"个别医护人员的工作出现缺陷（如误诊、漏诊、误治等）"，会引起医患关系紧张。除此之外，医护人员还认为"个别医护人员业务水平低，不能满足患者的医疗需求"，会影响医患关系和谐（见表 4-3）。2012 年孙艳华对门诊患者选择医院的参考因素的研究显示，83.6％的患者最先考虑的是医院的医疗技术水平。医护人员处于临床第一线，每天接触患者，如果在工作中出现医疗失误，轻者延误患者疾病的治疗，重者给一个家庭带来巨大的伤害甚至危及患者的生命。因此，应采取措施，加强临床技能培训，通过培养精湛医疗及护理技术来杜绝医疗缺陷的发生。

2. 医患沟通效果差

表 4-2、表 4-3 显示，医患双方均认为，"医护人员与患者交流时，语言简短生硬，缺乏必要的解释"，会引起患者不满，从而造成医患关系紧张。除此之外，患者认为"医护人员与患者沟通时，专业术语使用过多，导致沟通不畅"（见表 4-2）；医护人员认为，"与患者沟通时，一次沟通信息量大，患者未能理解"，是引起医患关系紧张的另外一个重要原因（见表 4-3）。这与周一思等的研究结果相一致。构建和谐的医患关系，除了重视体制、机制、管理、监督等方面的内容，还应注重医患之间的沟通。一方面，医患双方对患者所患疾病信息了解不对等，一般来讲，患者由于对健康的渴求，迫切希望得到医护人员的关注，了解更多有关自己疾病的信息，期望医护人员有耐心、口语化的沟通；另一方面，医护人员普遍工作负荷重，精神时刻处于紧张状态，无暇与患者沟通，或与患者沟通时匆匆告知，未能耐心通俗地讲解，使患者处于疑惑的状态，造成患者不满。因此，医疗管理部门在医护人员培训中，强调良好沟通的重要性，耐心回答、解释患者的问题；并合理配备医护人员与患者的比例，减轻医护人员的工作量，增加医患之间的沟通时间，提高患者的满意度。

3. 部分患者缺乏对医护人员的理解和尊重

表 4-2、表 4-3 显示，医患双方均认为"个别患者性格偏激"，易引起医患

关系紧张。此外，医护人员还认为"患者不遵守医院规章制度、管理条例"，也是造成医患关系紧张的重要因素（见表4-3）。患者作为医疗服务对象，应相信绝大多数的医护人员是技术过关、医德高尚的，应充分理解、尊重医护人员的劳动。同时患者应加强对公共卫生知识的学习，了解健康与疾病相关知识，不断提高自身的素质，只有这样，在关键时刻才会冷静、正确判断自己的疾病，配合医护人员的工作，从而减少猜疑和不满。

4. 对医疗机构投入较低

表4-2显示，患者认为，"政府对医院投入不足，导致医疗机构趋利，造成看病贵，引起患者不满"；"患者自身经济状况较差，易对过高的医疗费用不满"。该研究结果与张婷等人的研究结果一致。随着新医改政策的出台，政府对医疗卫生的投入逐渐增多，患者个人医疗卫生支出比例也在逐年下降。但是，与此同时，医疗费用上涨过快，患者患病后个人负担仍然很重。承德市属于经济欠发达的地区，在这种物价贵、收入低的情况下，患者患病后经济负担大，易产生负面情绪。为此，医疗卫生管理部门，仍需继续为完善医疗保障体系，减轻患者医疗负担，做出努力，以促进医患关系的和谐发展。

5. 医疗资源配置不合理

表4-3结果显示，医护人员认为"医疗资源配置倾向于大中医院，造成患者需求与医疗供应不对称，供需失衡，引起患者不满"；"看病程序复杂，等候时间长，导致看病难，易引起患者不满"。现阶段，我国医疗资源投资、技术人员流动均倾向于大城市，越到基层医院，资源越贫乏，导致患者对基层医疗服务机构医疗技术存在质疑，即使为常见病，患者也会选择在大城市的三甲医院就诊，也不愿去就近的基层医疗机构就诊。30年来，承德市区医院的数量基本没有变化，也没有进行大规模的扩建，但人口数量却急剧上升，最终导致承德市区医院人满为患，就诊程序复杂，医疗服务资源不足，不能满足患者的看病需求。因此，医疗机构应合理分配医疗资源，在战略上进行调整，在政策给予保证，使基层医院发展成能留

得住人才、能吸引患者的医疗机构。

6. 媒体不客观报道，造成大众对医疗行业的不正确认知

表 4-3 显示，医护人员认为"社会舆论或媒体的导向偏颇，对医疗纠纷、医疗事故的宣传较多，使公众对医疗行业失去信心"，是造成医患关系紧张的又一个重要原因。客观地讲，医疗事故、医疗纠纷相对是少数，绝大多数的医护人员是忘我劳动，视患者为亲人，视医院为家。但个别媒体为了吸引公众的眼球，增加公众对其报道的关注度，夸大了一些医疗纠纷的情节，损毁医院及医生形象，造成患者对医护人员的不信任，加剧医患关系紧张。这就要求媒体应公平、公正、全面地报道医疗环境，通过正确的引导，减少患者认知的偏差。

7. 医护人员的工作负荷大

表 4-3 显示，医护人员学历、职称越高，从事临床工作的时间越长，对医患关系紧张的感知越强。其中，本科、研究生比中专、大专医护人员得分要高，高级职称医护人员不如初、中级医护人员对医患关系的态度乐观。这与国内一些学者的调查结果相似，2015 年莫秀婷等对山东省 2344 名医护人员调查显示，医护人员的学历越高，感知到的医患关系越差。2015 年文进等对中国医生工作负荷的现况研究显示，医院等级越高，职称越高，年纪越大，每日门诊患者的数量越多。高职称、高学历的医护人员接触的患者更多，工作量更大，承受的压力也更大。为此，医院应健全医疗人力资源配置制度，合理安排医务人员作息，减轻其工作负荷。

8. 与住院时间有关

表 4-2 结果显示，患者住院时间越长，越容易造成医患关系紧张。首先，患者住院时间越长，和医护人员关系越熟，对医疗服务质量、服务态度的期望值越高；其次，长期住院的患者，经济负担重，家属陪护时间长，给患者及家属造成了巨大的身心压力，患者及家属容易将治疗效果的不满意发泄到医护人员身上，造成医患关系紧张。因此，医院应进一步提高医护人员的技术水平，并加强医院管理，提高医护人员的工作效率，减

少患者的住院时间。

综上所述，当前承德市医患关系现况一般，患方对医患关系现况的认知比医方乐观。影响承德市医患关系现况的因素有：医患沟通不良、医疗卫生体制不合理、患者对医护人员缺乏理解和尊重、媒体导向偏颇等，与国内学者对大城市医患关系的研究有共同之处；但承德市作为一个地级市，医护人员的医疗技术、患者自身的经济状况、医院加床严重、医护人员工作负荷大等也是影响该市医患关系紧张的重要因素。

第三节 │ 综合医院护患关系紧张中护士因素认知调查与分析

在医疗活动中，护士是与患者接触最为频繁的，在医患关系的建立和维持中，护士因素起着重要作用。利用综合医院护患关系紧张中护士因素认知问卷（具体见第三章），调查护患双方对影响护患关系紧张的护士因素的认知，分析护士从哪些方面影响着护患关系的和谐进行，并比较护患双方认知异同。

采用便利抽样的方法，在某三甲医院抽取了 284 名护士和 305 名患者为研究对象（纳入、排除标准见第一节）。其中护士男 3 名（1.1％），女281 名（98.9％），平均年龄 29.5 岁。患者男 151 名（49.5％），女 154 名（50.5％），平均年龄 43.8 岁。共发放问卷 700 份，护士和患者各 350 份，有效回收率分别为 81.14％、87.14％。

一、 护患双方对护患关系紧张中护士因素的认知情况

护士和患者对护患关系紧张中护士因素的总体认知得分为（204.42±20.32）、（226.14±27.21），条目均分为（3.52±0.35）、（3.90±0.47），且各维度均分均大于 3.5，表明护患双方均认同护士因素在导致护患关系

紧张中的作用。这与国内相关研究结果一致。

将护患双方对各维度的认知得分，按条目均分从高到低进行排序，并对两者进行比较，结果见表 4-4。将所有条目按得分高低进行排序，护患双方得分最高的前 5 位条目，见表 4-5。

表 4-4　护患双方对护患关系紧张中护士因素的认知得分（$\bar{x}\pm s$）

条目	护士（n=284）		患者（n=305）		t	P
	（$\bar{x}\pm s$）/分	排序	（$\bar{x}\pm s$）/分	排序		
总体认知	3.52±0.35	—	3.90±0.47	—	10.987	0.000①
技术能力	4.12±0.55	1	4.09±0.63	1	−0.554	0.580
相关专业知识	3.89±0.52	2	4.09±0.58	2	4.302	0.000①
服务态度及意识	3.83±0.47	3	3.98±0.54	3	3.508	0.000①
沟通能力	3.79±0.44	4	3.87±0.61	6	1.785	0.075
职业和人文素质	3.73±0.52	5	3.89±0.63	5	3.344	0.001①
性格因素	3.67±0.59	6	3.93±0.63	4	5.004	0.000①
病房环境管理	3.67±0.54	7	3.80±0.60	7	2.578	0.010②
社会组织环境	3.65±0.80	8	3.66±0.75	8	0.103	0.918
人际环境	3.64±1.00	9	3.63±0.95	9	−0.192	0.848

① 表示 $P<0.01$。

② 表示 $P<0.05$。

表 4-5　护患双方认知得分最高的前 5 位条目

排序	护士（n=284）		患者（n=305）	
	条目内容	（$\bar{x}\pm s$）/分	条目内容	（$\bar{x}\pm s$）/分
1	护士参与抢救时动作不迅速	4.24±0.63	护士性格急、脾气暴	4.21±0.75
2	护士护理技术操作不熟练	4.15±0.67	护士对我或家属的询问不耐烦	4.21±0.73
3	护士对患者提出的费用疑问解释不清楚	4.15±0.63	护士指导用药不清晰	4.20±0.80
4	护士执行操作时频繁接/打电话	4.14±0.63	护士执行操作时频繁接/打电话	4.18±0.77
5	护士对患者或家属的询问不耐烦	4.13±0.59	护士护理技术操作不熟练	4.16±0.85

研究发现，影响护患关系紧张中的护士因素主要有以下几个方面。

1. 护士专业知识和技能

在所有影响护患关系的护士因素中，护患双方均认为技术能力和相关专业知识是护患关系紧张中最重要的护士因素（表4-4）。"护士技术操作不熟练、参与抢救时动作不迅速、指导用药不清晰"等专业知识技能未达到要求，易引发护患关系紧张（表4-5）。这与隋树杰等研究观点相一致。护患关系首先体现为一种技术性治疗关系，患者住院的目的是治疗疾病和恢复健康，最关注的就是护士的技能和专业知识，所以丰富的理论知识和过硬的操作技能是维护和谐护患关系的重要保障。目前护理队伍逐步年轻化，护理人员在知识和技能方面整体上还很欠缺，不能满足患者对疾病知识和技术操作的全部需求，是导致目前护患关系紧张的重要原因。

2. 护士服务意识

"执行操作时频繁接打电话、对患者及家属的询问不耐烦"等缺乏服务意识是导致护患关系紧张的另一个重要原因（表4-5）。护士工作琐碎且繁忙，在沉重的工作压力下，容易忽略患者的感受，缺乏对患者的尊重和理解，从而影响和谐护患关系的维持和发展。所以，护士在加强理论知识及技能学习基础上，贯彻并实践"以病人为中心"的服务理念，加强优质化护理服务，是改善护患关系的重要举措。

3. 护士性格因素

从表4-4、表4-5可以看出，护士性格也是影响护患关系紧张的重要因素，且患者比护士更看重该因素对护患关系的影响。"护士性格急、脾气暴"是患者得分最高的条目，有87.5％的患者同意或十分同意护士性格不良会导致护患关系紧张。良好的个性品质是建立和维持良好护患关系的根本途径。绝大多数患者不喜欢性格急躁或过于内向的护士，而活泼开朗、情绪稳定的护士更容易取得患者的好感和信任，对护患关系的态度也更积极。这就要求护士加强自身情绪调控，培养稳定的心理品质，提升职业素质，更加符合护理工作的职业需求。

二、 护患双方对护患关系紧张中护士因素的认知差异

由于护患双方的角色差异，其看事物的角度不同，形成了二者对护患

关系紧张中护士因素认知的差异性。表 4-4 显示，护患双方在总体认知和专业知识、服务态度及意识、职业和人文素质、性格、病房环境管理 5 个维度的认知得分上存在显著差异（$P < 0.01$），且患者得分高于护士。随着我国经济和社会的不断发展，人们对健康认识和维权意识的不断提升，患者希望得到更优质的护理服务，在护士的专业知识、服务态度、职业素质及病房管理上提出了更高的要求，当达不到预期期望值时易引发护患关系紧张。有研究发现，护患关系紧张更多的是由护理人员工作上的问题引发。所以管理者要客观评价和充分重视护患双方认知的差异性，多从患者角度考虑，提高护士服务能力，减少双方的认知差异。

三、 不同人口学特征对护患关系紧张中护士因素认知的影响

应用独立样本 t 检验及方差分析，分析调查对象的一般资料对其认知得分的影响。结果发现不同人口学特征的患者，其认知得分均无显著性差异；而不同文化程度（$P = 0.012 < 0.05$）、不同工作时间（$P = 0.032 < 0.05$）的护士，其认知得分存在显著性差异。多重比较发现高中及中专、硕士及以上两组护士在认知得分上高于大专、本科组。受教育程度越高的护士，其思维方式、认识事物的深度与广度得到进一步提升，能够从深层次、多角度、客观、理智地看问题。而高中及中专组的护士大多已成为科室的支柱力量，与患者相处的时间相对较久，对护患关系有较深的认识。同时，工作时间 1 年以内和工作 10～20 年的护士的认知得分高于 20 年以上工龄的护士。刚进入科室的护士，缺乏工作经验，不能做到理论与实践很好的结合，人际交往能力和应对及解决问题的能力较弱，易与患者发生矛盾。而工作 10～20 年的护士大多处于中年阶段，面临来自社会、家庭、工作等多方面的压力，如果自身不能很好地协调，难免会影响到与患者的相处。20 年以上工龄的护士，临床经验丰富，应对各种突发问题和冲突的能力相对较好；或者面临逐渐退居二线，与患者接触的时间越来越少，其对护患关系紧张影响因素的关注点可能多转移至政策、制度等其他方面。

综上所述，护士因素是影响护患关系紧张的重要因素，其中护士的专业知识和技能水平不足、服务意识薄弱是最重要的原因，同时良好的个性品质也是不可忽视的因素。护患双方对护患关系紧张中护士因素的认知既具有共同性又存在差异性。不同学历、不同工作时间的护士，对导致护患关系紧张的护士因素认知也不尽相同。所以，管理者要客观评价并充分重视护患双方的认知异同，着重加强护士的理论知识学习和临床技能训练，增强主动服务意识，改善服务态度，培养良好的性格，为患者提供优质护理服务。

第四节 | 我国部分省市精神病医院医患关系现况及影响因素调查分析

精神疾病患者的精神病性症状及暴力、自伤等各种急危事件的发生和处理，使精神病医院医患关系更加严峻，并区别于综合医院。本研究利用精神病医院医患关系调查问卷（具体见第三章），调查我国部分省市精神病医院医患关系的现况，并分析其影响因素，了解目前精神病医院医患关系存在的问题。

采取便利抽样的方法，在我国河北、河南、湖北、广东四省精神病医院抽取 1310 名医护人员和 1311 名患者（家属）作为研究对象。其中：在河北省分层抽取一、二、三级精神病医院共 869 人，医护人员 431 人，患者及家属 438 人；河南省精神病医院共 604 人，医护人员 304 人，患者及家属 300 人；武汉市精神卫生中心共 556 人，医护人员 275 人，患者及家属 281 人；广东省脑科医院共 592 人，医护人员 300 人，患者及家属 292 人。

医护人员和患者（家属）问卷有效回收率分别为：河北省 93.7% 和 95.2%，河南省 98.1% 和 96.8%，湖北省 91.7% 和 93.7%，广东省 100% 和 97.3%。

一、 我国部分省市精神病医院医患关系现况

医方（医护人员）和患方（患者及家属）对我国精神病医院医患关系现况的认知得分分别为 3.34±0.53 与 3.78±0.66，二者得分均大于 3 分，表示目前精神病医院医患关系现况处于中等水平。且医护人员对医患关系的态度不如患者乐观（$P<0.01$），这可能与医护人员遭受工作场所暴力的危险性较高、工作压力大、接触的医患纠纷较多等因素有关（表 4-6）。

河北、河南、湖北、广东四省，医患双方对精神病医院医患关系现况的认知均处于中等水平，医方认知得分均低于患方，且四省间存在显著差异（$P<0.01$）（表 4-7）。两两比较发现，河南、广东、湖北三省医患双方认知得分无显著差异，而河北省相比其他三省市，医患双方认知得分较低，说明河北省精神病医院医患关系更为紧张一些。这与河北省调查对象中，来自一、二级精神病医院的患者（家属）及医务人员所占比例较高有关。医院等级越低，医务人员的医疗技术、医院环境、患者及家属文化水平等越差，造成医患关系紧张程度较高。

表 4-6　医患双方对精神病院医患关系现况认知得分的比较

项目	现况总分（$\bar{x}\pm s$）/分	条目均分（$\bar{x}\pm s$）/分
医方	16.71±2.66	3.34±0.53
患方	18.88±3.32	3.78±0.66
t	−18.506	
P	0.000[①]	

① 表示 P 在 0.01 水平上有统计学意义。

表 4-7　不同省市间医患双方对精神病院医患关系现况认知得分的比较

项目	条目均分（$\bar{x}\pm s$）/分					
	河北省	河南省	湖北省	广东省	F	P
医方	3.11±0.47	3.45±0.51	3.47±0.55	3.45±0.52	45.565	0.000[①]
患方	3.51±0.55	3.90±0.61	3.86±0.75	3.96±0.66	39.987	0.000[①]
t	−11.555	−10.001	−6.999	−10.428		
P	0.000[①]	0.000[①]	0.000[①]	0.000[①]		

① 表示 P 在 0.01 水平上有统计学意义。

二、 精神病医院医患关系影响因素

影响精神病医院医患关系的因素有：环境因素、医护人员因素和患方因素。按照得分高低，对这三个因素进行排序发现，医患双方均认同患方因素为影响精神病医院医患关系的最重要因素，其次为环境因素，最后为医护人员因素（见表 4-8）。在各个维度中，得分较高的条目，见表 4-9。

表 4-8　医患关系影响因素调查问卷维度得分及排序（$\bar{x}\pm s$）

维度	医方		患方	
	($\bar{x}\pm s$)/分	排序	($\bar{x}\pm s$)/分	排序
患方因素	4.03±0.61	1	3.39±0.73	1
环境因素	3.68±0.55	2	3.36±0.71	2
医护人员因素	3.26±0.46	3	3.34±0.79	3

表 4-9　各维度得分的前 3 位条目

项目	得分($\bar{x}\pm s$)/分
患方因素	
治疗期望值过高	3.77±0.89
性格偏激	3.76±0.93
缺乏精神疾病知识	3.74±0.89
环境因素	
医院条件差，病房布局欠合理	3.68±0.93
新闻媒体对医疗事件的负面报道	3.67±1.02
医疗保险负担比例不够	3.65±0.91
医护人员因素	
与患者沟通少	3.45±1.00
（个别）对患者使用刺激或命令性语言	3.42±1.09
对患者的询问缺乏耐心	3.41±1.08

1. 患方因素

患者及家属对精神疾病缺乏正确认知是影响精神病医院医患关系的主要患方因素，主要体现在：患者及家属对治疗期望值过高、缺乏精神疾病相关知识（表 4-9）。我国在近十几年才开始关注精神疾病的发展，加之对精神疾病的宣传力度不够，普通大众不了解精神疾病，对其疾病特点缺乏正确认知，容易对治疗结果有过高的期望。患者及家属通常抱着到了医院疾病就会很快改善的希望，而忽略了精神疾病治疗康复时间长、难度大、反复复发等特殊性。一旦治疗结果未能达到预期，会对医护人员产生埋怨和质疑，严重影响和谐医患关系的建立和维持。《全国精神卫生工作体制发展指导纲要》中指出，到 2015 年，普通人群对精神卫生知识的知晓率应达到 80%。但众多学者研究表明，我国公民对精神卫生知识知晓率偏低。因此，对患者及家属进行健康宣教也是治疗护理工作中不可忽视的一部分，增加患者及家属对疾病本身的了解，并逐渐改变其对精神疾病的态度和行为。国外 Rummel-Kluge 等研究发现，对精神疾病患者、家属的健康教育可以使患者和家属更好地应对疾病，减少再入院率，降低其复发率，对于疾病的康复起到积极的作用，从而改善精神病医院医患关系的紧张程度。

患者性格偏激也是造成医患关系紧张的原因之一，一是受患者本身的精神疾病症状发作的影响，如幻觉、妄想等；二是与患者的人格基础有关，有些精神疾病患者往往存在某些不良人格基础，如敏感多疑、紧张、悲观等，给医患交流沟通造成障碍。

2. 环境因素

医疗条件差、医疗保险负担比例不够是影响精神病医院医患关系紧张的最重要的环境因素。近年来，精神疾病的发病率逐年增高，且因其反复发作、长期服药等特点，疾病总负担位居首位，给患者及家庭造成严重负担。患者及家属承受着经济和精神的双重压力，再加之对精神疾病缺乏了解，对治疗期望过高，容易对细微矛盾夸大，对医护人员不信任、不理解，为医患关系紧张埋下重大隐患。随着精神卫生问题的逐渐突出，相关管理部门逐渐意识到加大对精神卫生方面投入的必要性。目前我国已经开始做出政策上的调整，如 2010 年召开的全国重性精神疾病管理治疗工作会议，提出进一步完善重性精神疾病患者社会保障政策，居民医保、职工医保和新农合制度对精神疾病患者药物报销实行倾斜政策，降低或取消门诊与住院医疗保险起付线等。但是仍存在明显不足，患者家庭负担仍然较重，社保水平需进一步提高。同时，国内精神卫生医疗机构资源相对匮乏，有些还需负责收治"三无"人员（无生活来源、无劳动能力、无法定赡养人），所以大部分精神病医院较综合医院的医疗设施、环境较差，很多都建在离市中心较远的郊区，而精神病医院条件差和病房布局欠合理，易引起患者的不满，这从客观上影响了医患关系的和谐发展。为此，我们呼吁进一步加大对精神卫生机构资金投入比例，为精神疾病患者提供更优质的服务。

同时，新闻媒体对医疗事件的负面报道，也是影响精神病医院医患关系的重要环境因素。媒体导向偏颇使患者及家属面对医护人员抱着质疑和不信任的态度，阻碍医患关系的良好发展。媒体的影响是巨大的，尤其是网络媒体。为此，我们可借助媒体的力量，真实地反应精神疾病患者的治疗和生活，加强对精神疾病知识的宣传和教育。让人们逐渐了解精神疾病，对医护人员的工作更加理解和配合，使医患关系向着和谐的方向发展。

3. 医护人员因素

与患者沟通少、对患者使用刺激或命令性语言、对患者的询问缺乏耐心是排名前三的医护人员因素。通过精神分析发现，患者（家属）往往具有无能感与弱小感，对安全、爱和尊重的需要明显，有强大的自我保护心理。加之精神疾病患者往往情绪不稳定、敏感，医护人员的不耐烦、刺激命令性语言易使患者有受伤害感，并产生激惹情绪。同时因为疾病原因，患者行为方式异于常人，如反复询问同一问题等，这需要医护人员更多的耐心、爱心和同情心，与患者沟通时需付出更多的努力。有调查显示，90％的精神疾病患者注重医护人员对待患者及家属是否尊重、信任、亲切，所以医护人员的态度、对患者的尊重程度是影响其与精神疾病患者友好相处的重要因素。医务人员的交流行为模式会严重影响医患关系的建立和维持。所以，医护人员应提高自己的职业素质，用专业的精神、热情的态度与患者沟通，为良好的医患关系奠定基础。

综上所述，我国河北、河南、湖北、广东四省的精神病医院医患关系现况处于中等水平，仍有待提高，其中河北省精神病医院医患关系较为紧张。影响医患关系紧张的因素有患者及家属缺乏对精神疾病的正确认知、政府对精神病医院投入不足、舆论导向偏颇、医护人员应加强对患者尊重与沟通等。未来应从患方、环境、医方三方面努力，改善精神病医院医患关系紧张程度，促进社会和谐发展。

第五节 ┃ 精神分裂症患者攻击行为原因态度调查及分析

精神疾病患者对医护人员进行攻击行为是造成精神病医院医患关系紧张的重要影响因素，严重影响医护人员的身心健康与安全。了解造成精神疾病患者攻击行为的原因，将有助于有效管理、预防并减少患者的攻击行为，改善精神病医院医患关系紧张程度。本研究利用精神分裂症患者攻击行为原因态度问卷（具体见第三章），从护患双方的角度，调查其对精神分裂症患者攻击行为原因的态度与看法，并比较两者之间的差异，为护理人员有效管理患者的攻击行为，改善精神病医院护患关系提供依据。精神分裂症是最常见的精神疾病，本研究中精神分裂症患者是指经三级甲等精神病专科医院诊断，符合《国际疾病分类》第十版（ICD-10）精神分裂症诊断标准的 18～65 岁的患者。攻击行为是指精神疾病患者对自身、他人及其他目标所采取的破坏行为，包括言语攻击、身体攻击、攻击物体以及自我攻击。

采用便利抽样的方法，抽取河南省某三级甲等精神病专科医院的 312 名护士和 319 名精神分裂症患者作为调查对象。其中，男护士 65 名（20.8％），女护士 247 名（79.2％）；年龄 20～58 周岁，平均年龄（33.00±9.96）周岁。患者男 146 名（45.8％），女 173 名（54.2％）；年龄 18～59 周岁，平均年龄（31.45±9.56）周岁。共发放问卷 682 份，其中护士 340 份，患者 342 份，有效回收率分别为 91.76％和 93.27％。

一、 护患双方对精神分裂症患者攻击行为原因态度的得分情况

护患双方的态度总分及各维度得分均大于 3.5 分（见表 4-10），说明双方均认同患者、医护、家庭、环境这四大因素在引起精神分裂症患者攻击行为中的作用。护士在问卷总分及患者、家庭、环境 3 个因素维度得分上均显著高于患者得分（$P<0.05$，见表 4-10），这可能与患者受教育程度偏低、缺乏精神疾病相关知识、对攻击行为原因的认识相对表浅有关。

表 4-10　护患双方对攻击行为原因态度总分及各维度得分情况（$\bar{x}\pm s$）

项目	护士		患者		t	P
	($\bar{x}\pm s$)/分	排序	($\bar{x}\pm s$)/分	排序		
总分	3.91±0.37	—	3.61±0.46	—	8.828	0.000②
患者因素	4.25±0.46	1	3.71±0.55	2	13.383	0.000②
家庭因素	3.97±0.49	2	3.54±0.60	3	9.855	0.000②
环境因素	3.86±0.54	3	3.74±0.63	1	2.572	0.010①
医护因素	3.60±0.54	4	3.52±0.64	4	1.657	0.098

① 表示 $P<0.05$。

② 表示 $P<0.01$。

二、护患双方对影响精神分裂症患者攻击行为的具体因素的认识

护患双方对影响精神分裂症患者攻击行为的各维度因素中，得分最高的前 3 位条目，见表 4-11。

表 4-11　护患各维度得分的前 3 位条目（$\bar{x}\pm s$）

维度	护士		患者	
	项目	($\bar{x}\pm s$)/分	项目	($\bar{x}\pm s$)/分
患者因素	精神症状支配	4.47±0.58	精神症状支配	4.00±0.67
	拒绝住院	4.42±0.59	不配合治疗	3.89±0.76
	不配合治疗	4.39±0.61	为发泄情绪	3.76±0.81
家庭因素	隐瞒病情	4.10±0.68	缺乏精神病学知识	3.73±0.89
	对患者过多指责、批评	3.99±0.60	对患者过多指责、批评	3.66±0.84
	缺乏精神病学知识	3.97±0.68	与患者沟通不当	3.60±0.83
环境因素	患者对环境感到陌生	3.97±0.66	封闭的病房环境	3.79±0.81
	患者间由于生活琐事产生争执	3.95±0.61	医院单调的生活方式	3.74±0.83

续表

维度	护士		患者	
	项目	$(\bar{x}\pm s)$/分	项目	$(\bar{x}\pm s)$/分
环境因素	封闭的病房环境	3.87±0.74	患者对环境感到陌生	3.73±0.80
医护因素	未满足患者的某些需求	3.91±0.63	未满足患者的某些需求	3.68±0.79
	对患者使用强制方式管理	3.85±0.68	（个别）态度不好	3.60±0.89
	（个别）风险评估不到位	3.63±0.71	（个别）缺乏沟通技巧	3.54±0.85

1. 患者因素

"患者因素"在护患两组各维度得分排序中分别占据第一、二位，说明护患双方均认为它是引起患者攻击的重要因素。从具体条目来看，"精神症状支配"是护患双方共同认可的最重要的患者因素，也被护患双方视为引起患者攻击的最主要原因（见表 4-10、表 4-11）。精神分裂症患者的攻击行为与精神症状密切相关。肖慧莉等研究结果显示，受幻觉、妄想等精神症状支配而发生的攻击行为占 57.90%。另外，表 4-11 显示，"不配合治疗"在护患双方对患者因素的态度排序中分别占据第三、二位，说明护士和患者均注意到不配合治疗对患者攻击行为的影响。患者由于缺乏自知力，不能正确认识自己的疾病，强迫治疗容易使患者产生敌对情绪，而发生攻击行为。有效治疗是预防和减少患者攻击的关键。因此，护士要遵医嘱认真执行治疗方案，针对不同的精神症状制订相应的护理措施，做好用药护理，及早控制精神症状。对于不配合治疗的患者，应做好心理护理，说明按时服药的重要性，消除心中疑虑，主动配合治疗。

2. 家庭因素

护患双方均认为家庭因素是引起精神分裂症患者攻击的另一个重要原因（见表 4-10）。其中"对患者过多指责、批评"是护士和患者公认的家庭因素中第二位因素。李光云等研究指出，精神分裂症患者的攻击暴力行为与患者的近亲、朋友对他们冷漠、不关心的态度有关。家庭支持系统匮乏、家庭教养方式不当，往往是患者精神疾病发生的诱发因素，同时缺乏社会支持（尤其是家庭支持）的患者，疾病往往比较严重，预后较差，发生暴力攻击行为的危险性较高。另外，护士认为影响患者攻击行为的首位家庭因素为"隐瞒病情"。由于缺乏对精神疾病的正确认知，许多家庭对精神疾病存在病耻感，因此不愿向医护人员耐心、详细地介绍病情，导致医护人员对患者的病情掌握不全面，不能及早发现并及时处理高危因素，从而增加了患者攻击的危险性。而患者则认为最重要的家庭因素是"缺乏精神病学知识"。家庭成员缺乏有关精神病学知识，导致疾病早期的患者不能得到及时有效的治疗，使病情变得越发严重而易发生攻击行为（见表4-11）。因此，护士要定期对家庭成员进行健康宣教，告知他们攻击行为的危害性及家庭支持的重要性，使他们能够主动关心、包容患者并积极配合医护人员工作。同时，要加强普及精神卫生知识，使家庭成员能够较好地观察患者的病情变化，引导患者进行及时有效治疗，从而减少患者攻击的发生。

3. 环境因素

在维度得分排序中，"环境因素"被患者认为是首要因素，而被护士视为第三位因素（见表4-10），说明与护士相比，患者更看重环境因素在导致其发生攻击行为的作用。从表4-11可见，护患双方均认为"患者对环境感到陌生""封闭的病房环境"是引起患者发生攻击行为的两个主要环境因素。患者刚入院时，对住院环境不熟悉，易产生恐惧心理而影响病情变化，进而发生攻击。这提示对新入院的患者，如病情允许，护士要及时向他们介绍医院环境、主治医生、主管护士等信息，使其尽快熟悉住院环境，增加安全感。而长期封闭式的病房环境限制了患者的自由，使其有种被监禁的感觉，患者难以忍受而易发生攻击。因此，病房内要尽可能为患者提供自由，组织患者参加各种娱乐活动，转移其注意力，从而减少攻击的发生。

4. 医护因素

表4-10显示，护士和患者均将"医护因素"排在第四位，且两者得分无显著差异，但得分均大于3.5分，说明护患双方均认同医护人员行为在导致患者攻击中也起到一定作用。"未满足患者的某些需求"是护患双方

共同关注的最重要的医护因素（见表4-11）。周仙琴等研究指出，引起患者攻击的医护因素，主要有患者的某些心理需求得不到满足或患者感到自己的利益受到损害（如限制患者自由）等。患者的某些需求得不到满足，会使其感到自己不被尊重，从而激惹患者发生攻击行为。除此之外，一些强制性管理方式，也会造成患者的不理解、不配合而易发生攻击行为。因此，护士要时刻为患者着想，尽量满足患者的合理需求；当患者的需求不合理或无法满足时，应做好解释工作，取得患者理解，讲究方式方法，避免直接生硬拒绝，以免激惹患者。同时在做任何处置和活动时，要对患者及家属做好告知及解释工作，在患者及家属的配合下完成，尤其是保护性约束的实施。

综上所述，影响精神分裂症患者发生攻击行为的因素有患者因素、家庭因素、环境因素、医护因素。其中受精神症状的支配、家属对患者过多批评与指责、缺乏精神疾病知识、封闭的病房环境、未满足患者合理需求，是造成精神分裂症患者发生攻击行为的重要原因。护士要客观评价护患双方态度的差异，提高对患者发生攻击行为原因的认识，并采取行之有效的措施，以减少攻击行为的发生，促进精神病医院护患关系的和谐发展。

第六节 │ 精神科护患交往过程中护士心理负荷现况及相关因素分析

精神病医院医患关系的紧张和复杂性，使医护人员承受了巨大的压力，给身心健康带来了严重的不良影响，首当其冲的就是与患者接触最为频繁，受到暴力攻击危险性最高的护士。研究组利用精神科护患交往事件调查问卷（具体见第三章）和一般健康问卷，调查影响护患交往的事件，及给护士身心带来的压力程度，为减轻护士心理负担，改善护患关系，提供基础资料。

采用便利抽样的方法，在河南省某精神病医院，选取符合标准的 360 名精神科护士进行调查（具体纳入及排除标准见第一节）。护士年龄平均 28 岁；工作年限 1～35 年，平均 6.84 年，具体资料见表 4-12。共发放问卷 365 份，有效回收率为 98.63%。

一、 精神病医院护士的心理负荷现况

12 题项的一般健康问卷（12 Item-General Health Questionnaire，GHQ-12），可用于测量被测试者最近几周内总的心理健康状况。每题 4 个备选项目是：完全没有、与平时一样、比平时多一些、比平时多很多。按照 WHO 的评分方法，采用 0-0-1-1 评分方法，总分范围 0～12 分，分值越高表明被试心理负荷越高，心理健康状况越差。按照问卷评分方法，≥4 分，即属于高心理负荷；≤3 分，属于低心理负荷。该量表具有较高的信度和效度。

360 名精神科护士中，GHQ-12 测评的心理负荷总分为 0～12 分，平均（4.21±3.63）分，说明精神科护士心理负荷总体处于较高水平，与综合科室护士相比，精神科护士心理健康水平较低。其中，高心理负荷 184 人（51.1%），平均为（7.06±2.82）分；低心理负荷 176 人（48.9%），平均为（1.23±1.12）分。

结合基本人口学特征比较发现，不同性别、学历、工作年限、工作病区、是否接受过系统培训的护士，心理负荷得分差异具有统计学意义（$P < 0.05$）。精神科护士高心理负荷的重要预测因素是男病区，男性护士，本科及以上学历，工作年限长，未接受精神科知识系统培训，具体见表 4-12。

表 4-12 基本人口学特征间心理负荷比较 （$n = 360$）

项目	$n = 360$		高心理负荷		低心理负荷			P
人口学变量	n	%	n	%	n	%	x^2	
性别							85.26	0.00①
男	85	23.6	46	54.1	39	45.9		
女	275	76.4	130	47.3	145	52.7		

续表

项目	n＝360		高心理负荷		低心理负荷			P
人口学变量	n	%	n	%	n	%	x^2	
年龄							17.32	0.14
18～30 岁	230	63.9	116	50.4	114	49.6		
31～40 岁	54	15.0	30	55.6	24	44.4		
41～50 岁	46	12.8	24	52.2	22	47.8		
50 岁以上	30	8.3	14	46.7	16	53.3		
学历							67.15	0.00①
中专	16	4.4	7	43.8	9	56.3		
大专	172	47.8	80	46.5	92	53.5		
本科及以上	172	47.8	95	55.2	77	44.8		
职称							19.50	0.16
初级	278	77.2	145	52.2	133	47.8		
中级	68	18.9	29	42.6	39	57.4		
副高及以上	14	3.9	10	71.4	4	28.6		
工作年限/年							52.18	0.00①
1～5	219	60.8	68	31.1	77	35.2		
＞6	141	39.2	116	82.3	99	70.2		
系统培训							36.17	0.00①
是	247	68.6	114	46.2	133	53.8		
否	113	31.4	70	61.9	43	38.1		
工作区域							46.10	0.00①
男病区	138	38.3	84	60.9	73	52.9		
女病区	126	25.0	51	40.5	65	51.6		
其他	96	26.7	35	36.5	52	54.2		

① 表示 $P<0.05$。

二、 精神病医院护士心理负荷与工作场所暴力现况、 护患交往压力事件的相关性分析

采用 Pearson 相关分析精神病医院护士心理负荷与工作场所暴力现况、护患交往压力性事件之间的相关性。心理负荷与工作场所暴力现况得分之间呈正相关（$r=0.102$，$P<0.01$），表明工作场所暴力频率越高，护士心理负荷越大；心理负荷与护患交往压力性事件得分之间呈正相关（$r=0.316$，$P<0.01$），表明护患交往事件压力程度越高，护士心理负荷越大。

三、 精神病医院护士心理负荷现况的多因素分析

以工作场所暴力现况总分、护患交往压力事件各维度总分为自变量 X，心理负荷总分为因变量 Y，进行多重线性回归分析，筛选心理负荷总分的相关因素（变量进入概率为 $P \leqslant 0.05$）。回归模型的负相关系数平方 $R^2 = 0.368$，调整负相关系数平方 $R^2_{\text{adj}} = 0.361$，结果表明，精神病医院护士的心理负荷与护士特征性因素和工作场所暴力因素直接相关（$P < 0.05$），具体见表 4-13。

表 4-13　心理负荷现况与工作场所暴力现况、护患交往压力事件的多重线性回归分析（$n = 360$）

自变量	偏回归系数				标化偏回归系数
	系数	标准误	t	P	
护士特征因素	0.94	0.42	2.25	0.03①	0.11
患者特征因素	−0.3	0.03	−0.82	0.41	−0.05
环境及社会支持	0.04	0.03	1.59	0.11	0.09
工作场所暴力因素	0.23	0.02	12.17	0.00①	0.55

①表示 $P < 0.05$。

1. 精神病医院护士遭受的暴力攻击

本研究结果显示，在过去一个月内有 98.6% 的护士至少遭受过 1 次来自患者及家属的暴力攻击。护士在遭受工作场所暴力后，会产生愤怒、恐惧、焦虑、压抑、抑郁、悲伤等一系列令人痛苦的心理后遗症，甚至不同程度出现创伤后应激障碍。相比女性精神疾病患者，男性精神疾病患者更容易发生冲动暴力行为，而男性护士通常在男性病房中工作，所以他们更容易遭受来自患者及家属的暴力攻击行为，从而造成男性精神科护士心理负荷较女性护士高。

2. 护士特征因素所致护患交往障碍

表 4-13 显示，因护士特征因素所致护患交往障碍，是导致精神科护士心理负荷大的主要原因之一。其中，"担心工作中出现差错事故""担心不能恰当面对患者情绪问题"得分最高，给护士带来较重的心理负荷。心理

（脑力）负荷倒U形模型指出，乏味的任务或者低任务需求，会导致人的能力降低，操作绩效降低，心理负荷增加；同时，厌烦或者焦虑情绪的产生也会使能力降低，进而需要付出更多能力来完成任务，导致心理负荷增加。精神疾病护理工作需要护士时刻警惕患者的一切突发状况，随时应对患者可能出现的出走、自杀、自伤、伤人等行为，并迅速地做出处理。在这种环境下，护士长时间处于担心出现差错或不能及时处理患者意外的紧张情绪中，心理负荷大，身心健康受到极大影响。同时，心理负荷的发展是一个累积的过程，长期高度紧张的工作及未能及时排解负性情绪，使工作年限较长的护士感到心理负荷更为严重。

另外，本研究发现精神病医院护士的心理负荷与受教育程度有较大关联，本科及以上学历的精神科护士［（4.74±3.83）分］较相对低学历护士［（3.75±3.38）分］的心理负荷高。高学历护士，对护理工作的期望值更高，而面对我国精神科护士职业声望较低、工资水平低、工作风险高的现状，心理负荷及职业倦怠感均较高。同时，我国精神卫生事业正处于发展阶段，精神科护理教育尚不完善，目前我国精神科护士，其专业往往是普通护理专业，精神科护理相关课程少，且多为考查或选修课，并未有专门的精神科相关技能的学习，大多数情况下为工作后通过医院继续教育或者培训获得。本研究结果显示，接受精神科知识系统培训的护士心理负荷水平［（3.70±3.41）分］明显低于未接受培训的护士［（5.30±3.86）分］。有研究显示，针对精神疾病患者的情感反应应对方式的继续护理教育能有效减少工作场所的暴力风险，从而降低护士心理负荷。这提示我们，加强精神科护理专科教育及相关培训对促进护士心理健康，改善护士职业生活质量具有重要意义。

综上所述，目前精神病医院护士心理负荷水平较高，与经常遭受精神疾病患者及家属的暴力攻击行为有关，也与护士面对情绪和行为均不可控的精神疾病患者，长期处于高度紧张、焦虑的情绪有关。为此，医院管理部门，应加强对精神疾病患者及家属暴力行为的有效管理，增强护士如何应对意外情况发生的相关技能培训，完善继续教育机制，同时健全精神科护士的心理健康支持系统，提升护士抗压能力。

参考文献

[1] Beraldi A，Kukk E，Nest A，et al. Use of cancer-specific mental health resources—is there an urban-rural divide？[J]．Support Care Cancer，2014（17）．

[2] 许莹，尤黎明，刘可，等．我国医院护理人力资源流失现状研究［J］．中国护理管理，2011，11（9）：29-32.

[3] 赵雪，高菲，李皙睿．辽宁省女性护士离职倾向及其影响因素分析［J］．中国医科大学学报，2013，42（8）：748-750.

[4] 高玉琴，潘伯臣，吴辉，等．护患关系满意度与护士抑郁症状调查［J］．中国医科大学学报，2011，40（6）：547-552.

[5] 吴辉，王甲娜，杨小湜，等．医护人员抑郁症状及影响因素分析［J］．中国预防医学杂志，2010，11（9）：902-906.

[6] Preckel D，von Känel R，Kudielka BM，et al. Overcommitment to work is associated with vital exhaustion［J］．Int Arch Occup Environ Health，2005，78（2）：117-122.

[7] 周剑峰．引发医患关系紧张的主要原因及其分析［J］．管理观察，2015（03）：143-145.

[8] 孙艳华．门诊患者选择医院的参考因素的研究［J］．求医问药（下半月），2012（01）：327-328.

[9] Doni Widyandana，Gerard Majoor，Albert Scherpbier. Preclinical students' experiences in early clerkships after skills training partly offered in primary health care centers：a qualitative study from Indonesia［J］．BMC Med Educ，2012，12：35.

[10] 周一思，李凯，黄俊，等．影响医患关系的不和谐因素分析与对策［J］．中国医院，2011（09）：58-61.

[11] 张婷，钱启帆．徐州市居民对医患关系现状认知的调查与分析［J］．中国校医，2015（01）：27-28.

[12] 莫秀婷，徐凌忠，罗惠文，等．医务人员感知医患关系、工作满意度与离职意向的关系研究［J］．中国临床心理学杂志，2015（01）：141-146.

[13] 张建华，滕文杰，汤敏，等．医方视角下医患关系的影响因素分析及政策选择［J］．中国医学伦理学，2011，24（1）：123-125.

[14] 文进，郝天佑，胡秀英．中国医生工作负荷的现况研究［J］．中国循证医学杂志，2015（02）：133-136.

[15] 邓芳．长沙市某医院医患关系的现状及其影响因素［J］．实用预防医学，2010，17（1）：182-183.

[16] 阿斯尔，朱立强，陈俊国．内蒙古某两所医院医患关系现状调查［J］．西南国防医药，2010，20（9）：1045-1046.

[17] 梁立智，宋晓霞，王晓燕，等．医患关系现状，原因及对策研究［J］．首都医科大学学报，2010，31（6）：837-839.

[18] 李妍．吉林市护理医疗纠纷成因及防御对策研究［D］．吉林：吉林大学，2011.

[19] 隋树杰，仰曙芬，王媛．护士对护患沟通与护患纠纷关系认知调查［J］．中国护理管理，2009，9（11）：21-23.

[20] 时敏秀．构建学习型护患关系的实践［J］．护理实践与研究，2012，9（1）：107-108.

[21] 吕光巧．增强护士法律与服务意识防范护患纠纷［J］．中外健康文摘，2013，10（11）：263-264.

[22] 颜俊英，许月琴，陈凤华．住院放化疗病人护患纠纷原因分析与对策［J］．中外妇儿健康，2011，19（8）：333.

[23] 王亚棠，杨建．和谐护患关系现状分析［J］．护理学杂志，2007，7（1）：12-13.

[24] 王翠珍，马立敏，郝丽霞．护士和患者对护患关系所持态度的调查分析［J］．中国医药科学，2013，3（5）：68-69.

[25] 肖红，吴疆．患者对护患纠纷的认知调查［J］．护理学杂志，2010，25（4）：56-57.

[26] 雷泽秋，周宁，何方．护患双方对护患纠纷的认知与防范对策［J］．内蒙古中医药，2012，（21）：175-176.

[27] 陈凤姣，李继平．精神科护士遭受工作场所暴力的研究进展［J］．中华护理杂志，2013，48（12）：1138-1141.

[28] 谷伟，张敏，邓克文，等．精神科投诉与医疗纠纷的现状分析及对策［J］．中国民康医学，2012，24（13）：1628-1631.

[29] 周英，潘胜茂，赵春阳，等．精神病患者病耻感对其生存质量的影响［J］．重庆医学，2015，44（10）：1349-1351.

[30] Rummel-Kluge C，Pitschel-Walz G，Buml J，et al. Psychoeducation in schizophrenia results of a survey ofall psychiatric institutions in Germany，Austria and Switzerland［J］．Schizophr Bull，2006，32（4）：765-775.

[31] 王丹．精神卫生工作5年重点确定［N］．健康报，2010-09-09001.

[32] 许永兵．河北省经济发展质量评价——基于经济发展质量指标体系的分析［J］．河北经贸大学学报，2013（01）：58-65.

[33] 张玉涛．精神科护患沟通障碍的原因分析及对策［J］．基层医学论坛，2014（12）：1598-1599.

[34] Namazi H，Aramesh K，Larijani B. The doctor-patient relationship：toward a conceptual re-ex-

amination [J] . J Med Ethics Hist Med，2016，28（9）：10.

[35] Pulsford D，Crumpton A，Baker A，et al. Aggression in a high secure hospital：staff and patient attitudes [J] . J Psychiatr Ment Health Nurs，2013，20（4）：296-304.

[36] 陈玄玄，杨道良，黄佩蓉，等 . 精神分裂症患者攻击行为相关因素分析 [J] . 临床精神医学杂志，2014，24（3）：191-193.

[37] 肖慧莉，赵艳霞，刘诏薄 . 住院精神分裂症患者攻击行为的特点及护理干预 [J] . 医学信息（下旬刊），2010，23（5）：188.

[38] 黄小振，张爽，徐瑞华 . 住院患者暴力攻击风险评估表在精神科的应用分析 [J] . 医药与保健，2015，23（3）：86.

[39] 李光云 . 精神分裂症患者暴力攻击行为原因及防范措施 [J] . 中国民康医学，2011，23（11）：1376-1377.

[40] 周仙琴，彭雅芬 . 精神分裂症患者暴力攻击行为的相关因素分析及护理干预 [J] . 中国实用护理杂志，2011，27（28）：47-48.

[41] 王文强，丁丽君，廖震华，等 . 12 项一般健康问卷中不同计分方法的最佳切分值及筛选特点 [J] . 中华精神科杂志，2012，45（6）：349-353.

[42] Montazeri A，Harirchi A M，Shariati M，et al. The 12-item General Health Questionnaire (GH-Q-12)：Translation and validation study of the Iranian version [J] . Health Qual Life Out，2003（1）：66-70.

[43] 蔡洁，秦浩，孙宏伟 . 护士压力、社会支持、心理健康的调查报告 [J] . 中国健康心理学杂志，2016，24（02）：189-193.

[44] Peralta V，Cuesta M J，Caro F，et al. Neuroleptic dose and schizophrenic symptoms：A survey of prescribing practices [J] . Acta Psychiatrica Scandinavica，1994，90（5）：354-357.

[45] 李曼 . 中文版脑力负荷主观评估量表在上海市社区医师中信效度评估及应用 [D] . 上海：复旦大学，2014：11-12.

[46] Shiao J S，Tseng Y，Hsieh Y T，et al. Assaults against nurses of general and psychiatric hospitals in Taiwan [J] . International Archives of Occupational and Environmental Health，2010，83（7）：823-832.

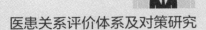

第五章

改善医患关系的措施及对策研究

第一节　京津翼协同发展给河北省城市公立医院综合改革带来的机遇分析

第二节　结合国家医改政策，改善河北省公立医院医患关系的可行性研究报告

第一节 | 京津冀协同发展给河北省城市公立医院综合改革带来的机遇分析

2015 年国务院办公厅《关于城市公立医院综合改革试点的指导意见》（国办发〔2015〕38 号）（以下简称《指导意见》）指出："现阶段的基本目标是 2015 年进一步扩大城市公立医院综合改革试点，到 2017 年，城市公立医院综合改革试点全面推开"。近 2～3 年内，我国将通过对城市公立医院的全面改革，合理分配医疗资源，优化就诊环境及医护人员队伍，从而提高患者满意度，改善医患关系现况。

2015 年 03 月 23 日，中央财经领导小组第九次会议审议研究了《京津冀协同发展规划纲要》。中共中央政治局 2015 年 4 月 30 日召开会议，审议通过《京津冀协同发展规划纲要》。本课题组首先于 2015 年 3 月对河北省承德市的 6 所公立医院的 2758 名医护人员及患者，就医患关系现况进行了问卷调查，得出影响承德市医患关系的主要因素为：①政府对医疗机构投入不足；②医疗体制不合理；③患者看病程序复杂；④医患沟通障碍；⑤个别医护人员工作缺陷；⑥患者对医护人员缺乏理解等。并与 2015 年 9 月对河北省的 6 个市 10 家公立医院的 46 名医生、护士、行政管理人员进行开放性问卷调查，得出河北省公立医院希望借助京津冀协同发展的机遇，解决如下问题：①实现京津冀医疗资源合理分配；②京津冀医疗保障体制一体化；③京津冀三地医疗技术水平、医疗服务价格、卫生技术人员待遇的均等化；④建立京津冀患者数据库，病历信息互认；⑤京津冀地区开展远程诊疗服务；⑥尝试医师的多点执业；⑦简化河北省进修人员去北京、天津学习的手续和流程；⑧建立共享学习平台，实现信息共享；⑨建立合作科室，北京专家定期到下级医院进行业务指导；⑩加强科研领域交流与合作；⑪从京津引进学科带头人；⑫建立京津冀区域急救机制。

因此，在国家新医改工作临近之际，借助京津冀协同发展的良机，本课题组通过调查、分析河北省医改需要解决的问题，本着三地利益共赢的精神，研究并提出通过京津冀协同发展，促进河北省医疗事业的具体改革措施。

一、 加强政府宏观调控， 京津冀医疗管理统筹规划

本研究调查结果显示，80.7％的被调查对象认为政府对医疗机构投入不足会造成医患关系紧张。有调查显示，2007～2010 年各级卫生行政部门所属公立医院，财政补助收入占公立医院总收入比重不足 8％。《指导意见》中明确指出："改革公立医院管理体制，建立高效的政府办医体制。实行政事分开，合理界定政府作为出资人的举办监督职责和公立医院作为事业单位的自主运营管理权限，积极探索公立医院管办分开的各种有效实施形式。"在政府办医、医院管医的整体原则指导下，应将京津冀的整体医疗资源和资金分配综合考虑。其一，政府应充当保障者，使全体公民都享有公共卫生服务；其二，政府应充当组织者和管理者，确保实现基本卫生医疗的公平性；其三，政府应充当规划者和监管者，构建健全的初级卫生医疗服务体系，在提高卫生资源宏观配置效率的同时，干预医疗服务中的市场缺失。在 2015 年 9 月 29 日中华网的文章"热点聚焦：京津冀协同发展，美丽河北迎最大机遇"中有报道："京津冀协同发展是河北面临的最大机遇，也是千载难逢的机遇。中央关于京津冀协同发展的战略部署，第一次把河北全域纳入国家战略来谋划，第一次把解决河北与京津冀发展落差问题上升到国家层面来部署……。"

1. 明确医疗卫生服务功能定位， 疏解北京的医疗资源到河北

本研究对 6 个城市 10 家公立医院的调查显示，河北省公立医院的医护人员及管理人员迫切希望实现京津冀医疗资源合理分配，北京、天津的大医院给予河北地方医院更多的支持。京津冀在医疗机构的资源上存在着明显的差异，从高级医疗机构的绝对数量与当地人口比率上看，北京、天津的高级（三级）医院明显优于河北。长期以来，河北及全国各地的患者聚

集到北京、天津就医，寻求高质量的医疗服务，尤其造成北京医疗服务机构的高负荷运转。因此，为疏解北京的医疗服务功能，应从国家层面，对京津冀的医疗服务进行功能定位，使京津冀区域的卫生规划与三地的城市规划相协调，疏解北京优质医疗资源到河北。具体措施：①通过政策引导，激励一部分北京的三甲医院整体搬迁到郊区或北京附近的河北区域。也可在河北的城市建立分院，使京津冀患者获得同等的医疗服务。②建立初级医疗机构的诊断标准，明确不同级别医疗服务的功能定位，方便区域内患者就医，减少频繁往返医疗机构间的人群。③北京三级医院可以到郊区或环京地区托管小型医院，进行技术帮扶和指导。《指导意见》指出："可由三级医院专科医师与基层全科医生、护理人员组成医疗团队，对下转慢性病和康复期患者进行管理和指导。推进和规划医师多点执业，促进优质医疗资源下沉到基层。"

2. 统筹资金管理，实现京津冀三地医保互认制

本研究调查显示，河北的医护人员一致呼吁"京津冀医疗保障体制一体化，实现医保、新农合异地报销制"。北京的医疗资源下沉到河北，缓解了北京的医疗服务压力，疏散了在北京就医的患者数量，这一重要举措的实现必须有合理的医保体制作保障，患者看病的结算、报销程序需在河北区域内进行。一方面，北京市的外来就医流动人口近1/3来自河北；另一方面，超过1万的北京籍市民选择在河北涿州养老居住。如果京津冀三地的医疗保障的结算、报销制度能够互认，无论是河北籍在北京工作的人群，还是北京市民来河北居住就医，均可直接在河北区域内进行，大大减少了往返北京的流动人口。实现三地医保互认制，需要解决好如下几个关键问题：首先，三地职工和居民参保金额及"新农合"人均筹资额不同，河北低于全国平均水平。希望通过提高各级财政对"新农合"的人均补助标准和提高个人缴费标准等手段，达到三地人群的医疗保障接近均衡。其次，目前，京津冀三地的医保政策、报销范围、报销比例、医保目录均不相同，需要出台统一政策。再次，多年来，医疗保险城乡分设，影响了居民医疗服务利用的公平性和卫生资源配置效率，应该尽快推动北京、河北

医疗保险城乡统筹发展，逐渐改变医疗保险依附于户籍制度的现状。2009年，天津已实现医疗保险的城乡统筹和统一管理。最后，京津冀三地医保互认制，是鼓励在京工作的河北籍居民以及北京市的居民在河北就医、报销，而不是鼓励河北的居民去北京就医，因此，国家应出台相应的倾斜政策，规范分级诊疗标准，吸引更多的人在河北就医，防止人口"反流"北京。

3. 在国家新医改视野下，促进河北的医疗管理与京津接轨

北京的医疗资源下沉于河北，无论是在河北办分院，还是学科带头人到河北指导工作，均可极大地改善河北的医疗管理模式，促进河北在医院管理、医德医风、医院建设、考核晋升、人事改革以及技术水平等方面加速与京津接轨。例如，北医三院定期选派优秀的管理、专业技术人员到承德市妇幼保健院指导工作，传授先进的管理理念和医学前沿技术，提高其综合管理能力。本研究在承德市区医院的调查显示：57.9%的被调查对象认为个别医护人员的工作出现医疗缺陷（如误诊、漏诊、误治等）会造成医患关系紧张；58.2%的被调查对象认为医护人员与患者沟通少，会影响医患关系的和谐发展；43.2%的受访者认为医护人员工作不认真，责任心不强，从而导致患者对医护人员的满意度降低。由此可见，河北省在医疗技术、服务理念、综合管理等方面有待提高。《指导意见》指出：应"强化卫生计生行政部门（含中医药管理部门）医疗服务监管职能，统一规划、统一准入、统一监管、建立属地化、全行业管理体制。""加强行业自律、监督和职业道德建设，引导医疗机构依法经营、严格自律。"迎接北京的医疗专家到河北工作，应做好如下准备工作：首先，由省级部门制定有关进一步创新公立医院人员机构编制管理的相关意见和办法，加紧试点，尽快普及，为北京的高层次人才到河北工作提供人事保障制度；其二，在京津冀协同发展的大形势下，应尽快研究最佳的管理模式，使三地的管理理念及模式趋于统一，从而方便三地的医护人员工作及生活；其三，在引进北京的医院及人才资源时，要考虑到区域的规划，《指导意见》指出"按照《国务院办公厅关于印发全国医疗卫生服务体系规划纲要

（2015—2020 年）的通知》（国发办［2015］14 号）要求以及本省（区、市）卫生资源配置标准，并结合服务人口与服务半径、城镇化发展水平和群众医疗需求变化，制定区域卫生规划、人才队伍规划和医疗机构设置规划。"

二、 充分发挥地域优势， 科学解决老百姓看病难问题

本研究在承德市区医院调查结果显示，73.4％的被调查对象认为看病程序复杂会造成医患关系紧张。患者到医院就医过程十分复杂，从排队、挂号、候诊、检查到取药、治疗、住院、离院，中间需要多个环节。很多初次来医院就诊的患者由于对医院的环境不熟悉，而盲目、无效地往返于各部门之间，这无形之中耗费了患者大量的时间和精力，感觉医院各科室布局像迷宫一样，使人眼花缭乱，看病就诊过程极不方便。老百姓看病难，最关键是难以挂到心目中理想医生的号。《指导意见》指出"全面实施健康医疗信息惠民行动计划，方便居民预约诊疗，分时段就诊，共享检验检查结果，诊间付费以及医保费用的即时结算，为药品零售企业通过网上信息系统核实患者提供的医师处方提供便利。"因此，科学、合理地利用京津冀的地理优势，最大限度地解决老百姓看病难问题，将是医疗改革的关键。

1. 建立医疗信息网络， 三地优质医疗资源共享

本研究在河北省 10 家医院调查显示，医护人员希望"建立京津冀患者数据库，病历信息互认。"网络信息平台的建立将围绕着方便患者就医设计，包括三地各个医院的优势介绍，如主要科室、优秀医护人员、医疗设备、就诊及挂号时间等，鼓励推行方便患者的就诊形式及挂号方式，如异地挂号、分时段就诊等。同时鼓励建立患者病历电子档案，便于异地会诊、远程教育等项目，如北医三院借助京津冀一体化政策，将充分利用医院信息化的优势，利用远程技术，使承德当地患者能预约到北医三院的专家号。

2. 大力发展全科医师， 规范分级诊疗制度

《指导意见》明确指出"在试点城市构建基层首诊、双向转诊、急慢

分治、上下联动的分级诊疗模式。落实基层首诊，基层医疗卫生机构提供基本医疗和转诊服务，注重发挥全科医生作用，推进全科医生签约服务。逐步增加城市公立医院通过基层医疗卫生机构和全科医生预约挂号和转诊服务号源，上级医院对经基层和全科医生预约或转诊的患者提供优先接诊、优先检查、优先住院等服务。"首先，相关职能部门应制定不同级别医院的医疗服务功能，用政策引导患者在基层首诊。同时确定转诊的标准，尽量减少那些不必要的向三级医院及北京的医院转诊，"到 2015 年年底，预约转诊占公立医院门诊就诊量的比例要提高到 20%以上，减少三级医院普通门诊就诊人次"。鼓励多种医疗资源下沉的诊疗方法，如远程会诊，上级医院出台治疗方案，指导下级医院实施等，如保定市医疗机构已与京津 67 家医院实现对接。其次，明确全科医师的职责，充分发挥全科医师首诊、推荐住院等职责。努力在不远的将来，将我国目前大医院人满为患的现状，发展成全科医师、社区、医院及家庭各尽其责，患者就诊有序，所有公民能公平享有卫生保健的局面。

3. 推行检查结果互认制，减少医疗中的重复程序

长期以来，京津冀三地医院的检查结果只在本院有效，如果患者再到其他同级医院或上一级医院就诊住院，将需要重复进行实验室以及其他辅助检查，这样不仅造成医疗资源和资金的浪费，同时迫使患者往复于医院和城市之间，给城市交通和患者本身均带来极大的不便。2015 年 9 月 24 日，北京、天津、河北三省卫生计生委主任共同签署了《京津冀卫生计生事业协同发展合作协议》（下称《合作协议》），该《合作协议》共提出 10 个方面的合作内容，其中强调落实京津冀三地之间的临床检验结果互认，建立京津冀三地共享的影像诊断中心。如能实现这一目标，将能极大地节省医疗资源以及人力和物力，方便患者就医，对患者、医院及社会均有好处。制定具体措施需注意：①研究确定何级医院的诊断结果可以互认；②确定互认检查项目；③按照区域划分共享影像诊断中心；④培训相关技术人员，达到临床技术要求；⑤规范辅助检查所用的方法、仪器设备以及诊断标准等。

三、 加强三地合作， 提高河北医疗技术水平

本研究在河北省 6 个城市 10 家公立医院调查中发现，大多数医护人员（特别是中青年医生和护士）认为，通过京津冀协同发展，可为河北省医护人员提供难得的学习、进修、科研等机会，将能极大地提高河北的医疗技术水平。《指导意见》指出："要加强人才队伍培养，提升服务能力。2015 年，试点城市要实施住院医师规范化培训。加强公立医院骨干医生培养和临床重点专科建设。强化职业综合素质教育和业务技术培训。探索建立以需求为导向，以医德、能力、业绩为重点的人才评价体系。"

1. 优化服务理念， 提高河北医疗水平

京津冀三地对口医院、对口科室在业务上的合作历史久远，自 20 世纪90 年代，北京阜外医院就开始指导承德市中心医院建立心脏外科技术；2013 年 9 月，天津市肿瘤医院在承德市第三医院挂牌成立分院，已经就京津冀医疗一体化试水；2014 年 5 月 9 日，北京朝阳医院与河北燕达医院开启了医疗合作，这被视为京津冀医疗一体化迈出的实质性一步；天津市肿瘤医院与河北省沧州中西医结合医院联合在沧州市设立天津市肿瘤医院分院。三地的合作形式多为专家出诊、远程诊疗、人员培养、优先转诊等。2015 年 9 月 24 日，京津冀三地卫生计生委主任共同签署的《合作协议》中，明确列出了三地医疗合作的 10 项内容，逐渐开始将京津冀医疗合作由地方行为发展成为政府行为。接下来的具体问题需要解决异地医保报销、医疗资源迁移等，确保三地医疗合作畅通，使河北的医疗水平得以健康、合法、长足发展。

2. 加强技术合作， 提升河北医疗科研水平

京津冀协同发展将为河北的医疗科研工作提供极好的机遇，三地科研资源共享，取长补短，联合攻关，适合解决重大、疑难问题。2014 年 6 月3 日北京、天津、河北卫生计生委在北京共同签署"京津冀突发事件卫生应急合作协议"，制定了今后京津冀协同应对跨区域突发公共卫生事件的有关规定。2015 年 7 月 13 日，中国科技网报道："近日，在落实中央关于

京津冀协同发展重大国家战略决策和三地政府支持下，在首都医科大学召开了京津冀心血管疾病精准医学联盟成立大会。为降低心血管疾病的发病率与死亡率、实现对心血管疾病的早期预警与干预带来新的契机。"因此，三地医疗科研联合攻关，将在科研的选题范围、实验仪器设备、技术力量、资金的配备等方面扶植河北，使河北的医疗科研快速步入国内领先水平。

3. 创造各种学习进修机会， 提高医护人员综合素质水平

在诸多医疗因素中，优化医护人员综合素质和能力，是落实国务院关于城市公立医院综合改革，实现改革目标最关键的环节。京津冀协调发展将能为河北的医院及医护人员创造出各种各样的学习深造机会，即医护人员进修学习、住院医师（护师）培训、对口单位（科室）合作、国内外学术交流等等。相信，在京津冀协同发展的大环境中，河北的医疗水平和医护人员的能力素质将迅速与京津接轨，使患者在河北同样能享受到北京、天津的医疗服务待遇。

第二节 | 结合国家医改政策， 改善河北省公立医院医患关系的可行性研究报告

一、 问题的提出

医患关系是指患者因就医而与医疗机构及其医务人员发生的特定医疗关系，是一种最基本、最重要的社会关系。医患关系的好坏对患者疾病的转归及预后起着至关重要的作用。然而近20年来，我国的医患关系状况发生了明显的变化，医患矛盾日渐加剧，恶性暴力事件不断发生。本课题组调查显示，73.9％的医护人员和54％的患者或家属认为医患关系紧张或一般。另有调查研究发现，精神科和急诊科室是遭受工作场所暴力袭击最多

的科室，且在被精神科患者袭击的工作人员中，护士所占的比例最高，其形式主要以辱骂、威胁、身体攻击等为主。Moylan 等研究发现，约 65％的精神科护士在工作场所中受到身体伤害，其中约 30％为重伤（眼部损伤、骨折和永久性残疾等）。2012 年谷伟等对陕西省汉中市精神病医院的调查显示，4 年内各种投诉及医疗纠纷共 1173 起。医生为了避免医疗风险的责任，于是便采取防御性医疗行为，即在对病人进行检查、治疗等医疗服务过程中所采取的增加各种医疗转诊、会诊，多进行各种化验、检查，回避收治高危病人或进行高危手术等特殊医疗行为。面对目前我国不容乐观的医患关系现况，人们自然要思考如下问题：究竟我国的医患关系出现了哪些问题？医患关系所涉及的当事人（包括医生、护士、患者及家属）各自是如何一种心理状态？他们对医患关系所涉及的因素态度如何？各利益方是怎样的一种因果关系？带着这些问题我们申请并开展了该课题研究。

二、 研究目的及意义

本研究以河北省公立医院（包括综合医院和精神病医院）作为切入点，首先研究、编制适合测量公立医院医患关系现况和影响因素的测评工具（即调查问卷），包括：①综合医院医患关系现况及影响因素调查问卷；②精神科医患关系现况及影响因素调查问卷。在此基础上研究出医患关系相关利益方的互相作用模型。最后，针对调查出的问题，通过深入访谈的形式，研究出改善医患关系的对策，为省委、省政府有关领导制定相关政策提供建设性意见。

三、 研究方法及过程

本研究历经 3 年时间，首先在广泛查阅文献的基础上（文献查阅法），通过与医护人员、患者及家属座谈（半结构访谈法），得出调查问卷的条目池；然后在国内邀请了 16 名医学、临床、护理及管理等方面的专家对初始问卷进行评价、修改（专家会议法、专家咨询法）；最终形成适合综合医院和精神病医院的调查问卷。利用自制调查问卷分别对 6 所综合医院

（承德市范围，共 2758 人，包括：医生 593 名，护士 727 名，患者 552 名，家属 886 名）和 12 所精神病医院（河北省范围共 869 人，医生 161 名，护士 270 名，患者 308 名，家属 130 名）进行医患关系现况和影响因素的调查（调查法）。通过分析得出河北省公立医院医患关系现况及影响因素。在此基础上，对国内范围 5 家医院的 23 名临床、护理专家及患者、家属代表进行了深入访谈（质性研究法）。在参考大量实证资料的基础上，撰写了改善河北省公立医院医患关系的对策。最后请 10 名医学、临床、管理、公务员以及患者或家属代表对该研究报告提出意见，经反复修改后确定终稿。

四、 河北省公立医院医患关系现况及影响因素分析

（一）综合医院（承德市范围）

1. 医患关系现况

本研究调查显示，36.1％的被调查者认为医患关系较和谐，51.7％认为一般，12.2％认为不和谐。其中，医方认为和谐的占 25.3％，一般的占 54.8％；患方认为和谐的占 46.1％，一般的占 48.8％，两者的比较具有统计学意义（$X^2 = 100.04$，$P < 0.05$）。从数据上看，医方对医患关系的态度不如患方乐观，这与医方接触的医患纠纷较患方多、工作强度高、舆论压力大等因素有关，一旦发生医患纠纷，医方对事件的群体感受性较高。

本研究调查还显示，在对医护人员的信任度方面，几乎一半的被调查对象对此提出质疑。

2. 医患关系的影响因素

本研究调查显示，对影响医患关系的 3 个维度排序存在一定的差异，医方将患方因素排在医护因素的前面；而患方把医护因素排在了患方因素的前面。医患双方总体将社会因素排在首位。

（1）政府对医疗机构投入不足　本研究调查结果显示，80.7％的调查对象认为政府对医疗机构投入不足会造成医患关系紧张。承德市属于经济

欠发达地区，贫困人口较多，居民人均收入水平明显低于一二线城市，因此，经费不足是影响医患关系最主要的因素之一。有调查显示，2007～2010年各级卫生行政部门所属公立医院，财政补助收入占公立医院总收入比重不足8％。一方面，政府对医院的投入不足，导致医务人员的工资福利、医院设备的购置等基本上靠医院自己盈利解决。而医院为了盈利，不得不将工作重点转换到"追求经济利益上"。这样，医院由非盈利性的机构转换成盈利性机构。另一方面，政府对医疗机构投入不足直接会导致个人支付现金增多。世界卫生组织指出，个人现金支付占卫生总费用比重超过50％，将导致卫生服务利用的不公平，严重影响和制约低收入人群对基本卫生服务的利用，极易引发"因病致贫"等问题。

（2）医药体制不合理　本研究调查结果显示，76.1％的调查对象认为医药体制不合理会造成医患关系紧张。有调查显示，2007～2010年各级卫生行政部门所属公立医院同期药品收入占公立医院总收入比重已接近50％。目前国内医院的收入主要由三方面组成，即政府对医疗机构的财政投入、医疗技术与劳务收入、药品收入。一方面由于国家对医疗机构的财政投入不足，并且限制挂号费、手术费等医疗技术服务的价格（国家已出台相关政策，提高技术性服务的收费标准，各级医院有待于推广执行）；另一方面国家为了医院能够正常运转，采取了15％的药价加成制度——即医院销售药品可以得到比批发价格高出15％的批零差价，并且可以免交增值税、营业税和所得税（国家已出台相关政策，坚决取消药价加成，各级医院有待于推广执行）。在这种情况下，使得药价虚高，导致看病贵。患者在经济负担重压下，对医疗期望值过高，一旦未达到预期的医疗结果，必然会产生巨大的心理压力，为医患关系紧张埋下隐患。

（3）看病程序复杂　本调查结果显示，73.4％的调查对象认为看病程序复杂会造成医患关系紧张。承德市属于地级市，八县三区以及周边省市的患者习惯于到本市就诊，导致承德市区的主要医院非常拥挤。一方面，患者到门诊就诊过程十分复杂，从排队、挂号、候诊到取药、治疗、离院，中间需要多个环节；另一方面很多初次来医院就诊的患者由于对医院环境的不熟悉，而盲目、无效地往返于各部门之间，这无形之中耗费患者的时间和精力。

（4）医护人员与患者沟通少　调查结果显示，58.2％的调查对象认为医护人员与患者沟通少会造成医患关系紧张。由于医院资源不足，医护人员在高负荷的工作状态下，没有充足的时间和患者沟通；而患者患病后，由于对自己疾病信息不了解，加之内心的焦虑感，特别希望通过与医护人员沟通来了解有关自己疾病的信息。医患之间这种不同的状态，无疑给医患关系埋下了隐患。

（5）医护人员与患者一次沟通信息量大不利于医患关系形成　调查结果显示，53.6％的调查对象认为医护人员与患者沟通时，一次沟通信息量大，患者未能充分理解，会造成医患关系紧张。医护人员工作任务繁重，没有充足的时间和患者沟通，只能通过一次性和患者大量沟通来增加工作效率，而许多患者一次性接受不了大量的信息。因此，医护人员在追求和患者一次性沟通大量信息的同时，忽视了沟通的有效性，在一定程度上会造成医患之间沟通不畅，从而间接地造成医患关系紧张。

（6）医护人员工作出现失误（如误诊、漏诊）会影响医患关系　本调查结果显示，57.9％的调查对象认为个别医护人员的工作出现医疗缺陷（如误诊、漏诊、误治等）会造成医患关系紧张。医护人员应该认识到，患者到医院最主要的目的是看病，患者渴望得到及时的治疗，如果医护人员技术不够娴熟，出现漏诊或医疗事故，对患者无疑是雪上加霜，不利于良好医患关系的维护。如果医护人员具有娴熟的业务技术水平，一方面，很容易赢得患者的尊重和信任，从而降低医疗纠纷的发生；另一方面，会促进患者疾病的康复，进而增加医护人员工作的热情，从而增加医院的凝聚力，有利于医院的长远发展。

（7）患者对医护人员的工作缺乏基本的理解和尊重会影响医患关系　本调查结果显示，62.7％的调查对象认为患者对医护人员的工作缺乏基本的理解和尊重会造成医患关系紧张。这可能与以下因素有关：第一，作为患方，患者及家属自身保护意识不断增强，但由于对自己所患疾病以及医疗行业缺乏了解，忽视了医疗行业本身的高风险性，因此不能充分理解医护人员。第二，由于大众媒体对医患关系过多的负面报道，使患者对医护人员缺乏公正、客观的了解，最终导致患者对医护人员心存偏见。

（8）患者自身经济条件较差，易对过高的费用产生不满　本调查结果显示，62.2％的调查对象认为患者自身经济条件较差，易对过高的费用产生不满会造成医患关系紧张。承德市毗邻北京，由于其特殊的地理环境，导致大部分经济条件优厚的患者患病后选择去北京就医，而没有充足经济条件的患者则选择在承德市的医院就医。因此，医院向患者收取过高的经济费用，无形之中会造成医患关系紧张。特别是近年来的医疗产业化，对经济条件差的社会群体冲击较大，造成社会矛盾突出，把在一线工作的医护人员推到了矛盾的焦点上。

（9）患者对医护人员缺乏信任会影响医患关系　本调查结果显示，61.7％的调查对象认为患者对医护人员缺乏信任会造成医患关系紧张。造成患者对医护人员缺乏信任的原因是多方面的，第一，当前药价虚高，看病贵，患者潜意识认为医护人员只为挣钱而不专心看病；第二，当前媒体不公正客观的报道，导致患者对医护人员将信将疑，对检查和治疗抱有不信任的态度。由于医患之间缺乏信任和沟通，出现医疗纠纷后，患方将过错全部推到医院，出现过激行为，医院暴力愈演愈烈。

（二）精神病医院（河北省范围）

1. 医患关系现况

本研究调查显示，38.7％的被调查者认为医患关系较和谐，43.8％认为一般，17.5％认为不和谐。其中，医方认为较和谐的占22.0％，一般的占51.0％；患方认为较和谐的占55.4％，一般的占36.6％，两者的比较具有统计学意义（$X^2 = 355.42$，$P < 0.05$）。从数据上看，医护人员得分低于患者（或家属），表明医护人员对医患关系的态度不如患者乐观，这可能与医护人员遭受工作场所暴力的危险性较高、工作压力大、接触的医患纠纷较多等因素有关。

2. 医患关系的影响因素

（1）媒体对医疗事件的负面性报道，会影响医患关系的建立　本调查中，61.5％的被调查对象同意媒体负面性报道会影响医患关系（其中医护人员80.5％，患方42.4％）。专家访谈中，100％的医护人员同意此观点。（以下的英文字母是访谈过程中被访谈对象的编号）H（医）："媒体负面性报道不好，它会给人们带来效仿作用。"S（护）："媒体不懂医学，只知那死人了，老百姓没认识到实质，感觉医闹给钱。"F（护）："负面性报道多了，老百姓就把矛头指向医院，报道者的看法引起负性效果。"然而50％的患者或家属认为有必要报道。L（患）："有必要，媒体报道可以使医护人员重视。"O（家属）："报道能给医生提示。"媒体报道突出新闻性，目的是抓住人们的眼球，追求快速效应，但往往会忽视事件的全过程，免不了带有片面性和夸大事实的可能。媒体的负面性报道往往会误导群众，忽视复杂的医学知识背后的客观性，甚至会使大众对医院和医护人员产生偏见。

（2）医保报销比例低、看病贵会影响医护关系的建立　本调查显示，64.5％的被调查对象认为医保报销比例低会影响医患关系（其中医护人员69.4％，患方59.8％）。深入访谈发现，几乎100％的受访者（医方和患方）同意患者看病难、看病贵会影响医患关系。首先，医护人员的奖金与医院的收入挂钩，有些医生为了获得药物提成便多开处方或保护性地（防卫性地）多开检查，于是医患关系成为利益关系，这便为医患矛盾埋下了隐患，当患者的期望与付出不一致时，这种矛盾的隐患就会升级，甚至爆发为医患纠纷。其次，尽管医保报销提高了，但医疗费用也在涨，自费项目增多、医疗资源不足、基层医院水平及设备有限、服务水平上不去、三甲医院报销比例低等诸多原因造成患者家庭负担重、压力大。特别是许多慢性病患者需要长期服药治疗，由于反复入院导致因病致残，因残致穷。H（医）："现在报销多了，但费用也在涨，没有真正起作用，患者反复住院，负担没减。"I（医）："虽然国家有规定，但还是有灰色收入，医生为了科室的利益，尽量多开处方，患者摔了一下就去做CT，医生过度保护自己的利益。"H（医）："有些（患者）并不能痊愈形成慢性病，花了钱没治好就抱怨，如果不花钱抱怨就少些。"O（患）："分级诊疗虽好，但执行起来也有问题，基层医院没水平，去好的医院得有人，有关系。钱花了，在小的医院没看好，挣点钱不易。报销手续繁多，药费半年一报，转诊得找人，需等 1～2 天。"E（医）："精神疾病患者属于弱势群体，因病致残，因残到穷，长期服药，患者非常痛苦。国家给精神病医院的投资不如综合医院多。"G（护）："基层医院水平差，乱开药，不规范。"

（3）医护人员的工作失误会影响和谐医患关系的形成

① 医护人员与患者（或家属）沟通少，会影响医患关系。由于精神疾病患者常伴有认知和思维障碍，因此医护人员需用大量时间与他们进行沟通，解释病情，进行健康教育，或进行心理治疗和行为治疗。但现实中许多医护人员认识不到这一点，工作一忙就忽略了耐心沟通，越是基层医院这一问题就越严重。本调查显示，52.4％被调查对象以及深入访谈中所有受访者均同意这一观点。G（护）："精神科医护人员与患者沟通实际上比综合医院多，患者和家属认为患者没病，因此不接受治疗。"U（医）："沟通就是治疗，心理治疗、认知和行为治疗，了解病情。沟通占治疗的60％。"Q（医）："沟通不够，任务重，没时间，医护人员大量时间用于书写病历、文件，这也是今后有官司时的一种保护，都要有记录。"O（家属）："（沟通）越小医院越不好，说话难听，大医院和气。"L（患）："人不一样，有的人爱说，有的人嫌烦。"

② 医护人员态度不好会影响医患关系。医护人员说话简单、生硬，甚至采用命令性语言，常会使患者反感。本调查中，47.9％的被调查对象以及 90％的深入访谈人员认为，医护人员应理解患者病情，多一点温暖，少用命令性语言。R（医）："不少见，70％的投诉是因为工作态度。"O（家属）："大医院不会有，小医院会有。入院时将东西收了，但出院时也不会给，不听就电你，跟对待罪犯一样。"U（医）："多数时间不能使用，但偶尔会使用，来制止不正常行为，如自杀、自伤行为者。"

③ 医疗技术水平差，达不到患者和家属的需求，会影响医患关系。a. 基层精神病医院医护人员整体素质有待提高：河北省约有精神病医院 90

家，但仅有一家三级甲等医院。基层医院医护人员的职称和学历明显不如综合医院，许多医护人员的最初学历与当前所做的工作不一致。由于医务人员不足，医（护）患比例不合理，因此医护人员没有时间出去学习和进修，医疗、护理技术远远达不到应有的治疗要求，这也是在基层医院诊治的患者不满意的主要原因。b. 忽视沟通技巧会引起患者不满：如某些具有焦虑症、强迫症、躁狂症的患者经常、反复地问同一个问题，如果医护人员不能理解患者所患疾病的特点，常会不耐烦，忽视沟通技巧，因此常会引起医患冲突。本调查显示，46.7％被调查对象以及100％的访谈者认同此观点。I（医）："会有，病情不稳定的患者总是会问同一个问题。"J（医）："会，患者没有自知力，总是会问同一个问题，医护人员还得照顾其他的患者。"R（医）："非常常见，强迫症患者可能一个月都在问同一个问题，尽管特别耐心的人也会不耐烦。"

（4）医护人员不能满足患者的基本要求常使患者不满　由于精神科患者疾病特点所决定，在满足患者基本需求方面显得比较复杂。一方面要尽可能满足患者正常的基本要求；另一方面根据具体情况，需灵活掌握，体现出精神疾病的治疗特点，如果处理不好极易产生医患矛盾。调查问卷中，48.0％的被调查对象及60％的深入访谈者同意此观点。G（护）："患者的刀、镜、牙刷等都不许带进来，这些东西对患者来讲是合理的，但从医院的角度来讲是不合理的。曾经有一名患者将牙刷磨尖，别人看不见时割腕自杀，被及时发现抢救了过来，但最后这名患者还是跳楼自杀了。"P（护）："生理需求、正常娱乐活动可以，但吸烟问题不好解决，2011年后执行无烟医院，有些长期住院、有烟瘾的患者会不满意，可能会采用拒绝治疗的方式对抗。"K（护）："患者可以打电话，但不能影响别人。"

（5）医院条件差，会影响医患关系　许多中、小医院条件差，硬件设施不足，大多属于封闭式管理，一级病房和二级病房不能分开，重症患者与恢复期患者互相干扰，影响休息。本调查显示，66.7％的被调查对象以及100％的访谈者认为我国多数精神病医院由于资源有限，一级病房和二级病房不能分开，患者互相影响。K（护）："不太合理，一级和二级病房界限不明确，一两个患者把整个病房搞得很乱。"S（护）："新患者不睡，家属会提意见，用椅子砸护士。"F（护）："不是特别合理，不多收患者就工资少，多收了环境不好，通风差。"G（护）："有很多医院条件达不到，焦虑、抑郁的患者睡不好觉。"另外，访谈中发现，有些患者和家属对医院的伙食以及康复活动场所不满意。

（6）患者及家属的偏激态度，缺乏医学常识，常使医护人员的工作受挫

① 患者或家属性格偏激极易引起医患冲突。有些精神疾病患者如偏执型精神分裂症或偏执型人格障碍者，性格偏激，敏感多疑，疑心重重，横竖挑剔，很难与之建立良好的医患关系。有些患者易激惹，极易发生冲动行为，难以控制。而且精神疾病患者的家属往往比患者更难以应对，一方面在精神疾病和心理特征方面往往有家族遗传性；另一方面，家属长年照顾患者，日积月累产生了很多怨气。当把患者送到医院时，稍有不如意，家属便将怨气撒在医护人员身上。本调查中，70.4%的被调查者以及90%以上的受访者同意此观点。U（医）："多了，患者把医护人员的鼻骨、腕骨打骨折，没有没挨过打的。"K（护）："是，患者的病是因为性格有问题，多由家庭环境影响的结果。"H（医）："肯定是，家属比患者闹，患者在家闹，家属则把气撒在医护人员身上。"L（患）："有，一个大学生得了精神病，父亲让他吃药，患者不吃，父亲就拿起护士的花摔在地上。"G（护）："是，很麻烦的，往往是家属偏激，有问题时无论怎么解释都解释不通，如果出了事就难缠。有的家属意见不一致，有的认为有病，有的认为没病，不知是治还是不治，一旦出了问题家属找医护人员，说你是专家，你应该做主。"S（护）："会，如果治疗效果不太理想，家属会急，有的家属性格不太健全，觉得花了很多钱，但没治好，有的家属就不要患者了，也不结账。"

② 患者或家属缺乏精神医学知识，不能很好地理解和配合医护人员的工作。精神疾病有着复杂的发病机制，它需要从生物、遗传、家庭和社会环境等多方面给予解释。有相当数量的患者一旦得病，不一定能被治愈，往往转

为慢性、迁延性，可能会终生服药治疗。然而许多患者和家属既不知如何预防、控制精神疾病的发生，患了病，也不懂得精神疾病的发展规律，一旦不能痊愈，便将责任全部推给医护人员。在问卷调查中，70.8％的被调查对象及95％的受访者有同感。D（护）："会，慢性病患者长期服药，如治不好就认为是用药不当，或技术不高。"U（医）："患者不认为自己有病，住院就要求治好，特别是首次犯病。"W（家属）："不懂，不知道病是怎么得的。"N（家属）："有，住院时间太长了，如果是瘤，切了就切了，这个病反复，使人绝望。"O（家属）："了解不多。"H（医）："有，我们做了不少，如讲课等，但患者及家属不听，文化层次低，理解不了，因此起不了多大作用。"F（护）："是，年龄小，条件好，完美主义特点的患者或家属会期望值高，医护人员尽了全力，但患者还是不满足。"G（护）："有，患者期望痊愈，期望高，反复问不同的医生。如果一次没有成功，他们会将所有的前期工作都否定，家属放言，如果治不好就如何如何。"

（7）个别医护人员的不良行为和不良风气，引发社会对医护人员的负面性认识，从而影响患者和家属对医护人员的信任和尊重　医院本是性命相托，救死扶伤的场所。医患关系是看病与治病，照顾与被照顾的关系。然而目前我国的医患关系不同程度地渗有花钱与挣钱的利益关系，医护人员多看病，多收患者，目的是多创造经济效益，多挣奖金，而不完全是从患者和家属的病情、心理及经济状况考虑。因此，一旦患方的投入（金钱、时间、精力）与治疗效果不一致时，医患矛盾、医患纠纷便彰显出来。据课题组调查研究显示，患方对医生的信任程度为55％，对护士的信任程度为50.4％，由此可以看出，患方对医护人员的尊重和信任程度较低。护士每天与患者接触时间最多，然而得不到应有的尊重。访谈中一位精神科的护士长向我们介绍，她每天一进病房就提着心，精神疾病患者常有意外情况发生，如伤人、毁物、离院出走甚至自杀自伤等，晚上睡觉也不敢关机，还要惦记着医院的事情。有调查显示，医护人员的睡眠效果不如其他专业的人士好。综上所述，尽管绝大多数的医护人员在医疗岗位上兢兢业业，救死扶伤，但部分医护人员的不轨行为在老百姓的心里有泛化趋势。医患之间这种不信任与不尊重的关系亟待解决，尊重是医患关系的基础，是全社会进步和人类文明的基础。

（8）社会对精神疾病患者的歧视是阻碍社会进步的因素　人类对精神疾病现象和精神疾病患者的认识，经历了漫长的不同历史阶段。早在中世纪时期，精神疾病患者被认为是鬼神附体，当时精神疾病患者受到了非人道的虐待。直到18世纪中叶，法国医师菲利普·比奈尔首次提出人道地对待精神疾病患者。19世纪末至20世纪初，相继出现了"描述性精神病学说"和"动力精神病学说"，其代表人物分别是德国的克雷丕林和奥地利的弗洛伊德，从此精神医学开始了用生物学和心理学解释精神病现象。半个多世纪以来，发达国家通过医院、社区、家庭以及社会等多种治疗环境，为精神疾病患者的康复提供了保障。像躯体疾病一样，精神疾病患者是精神心理方面出现了问题，他们应该同样得到社会的关注和应有的尊重。在某种程度上，精神疾病患者给家庭和社会带来的痛苦和负担不亚于躯体疾病。然而我国受传统落后思想的影响，缺乏对精神疾病现象的正确认识以及对精神疾病患者的接受，许多人片面地认为精神疾病患者就是心眼小、想不开，总之与正常人不一样，社会上最讽刺的话不外乎是"你有精神病呀""你今天没吃药吧"。社会上对精神疾病患者和家庭的排斥还表现在找工作、找对象等，这对经济上已经受影响的精神疾病患者家庭来讲可以说是雪上加霜。在严重的世俗观念和社会歧视压力下，精神疾病患者和家庭蒙受着巨大的痛苦和精神压力，在这种压力下，他们开始产生不自信的心态，即病耻感，一方面，要顾忌别人对自己的看法；另一方面，得了病不能及时就医，不愿证实，也不愿别人知道自己患了精神疾病。患者和家属的这种矛盾心态常给医务人员的工作带来麻烦，他们不愿证实自己有病，给医务人员的诊断用药带来了困难。另外，患者和家庭的负性心态往往会撒在医护人员身上。P（护）："这很难，患者和家属有病耻感，不愿获取相关知识，否认有病，拒绝接受宣传。"R（医）："宣传很重要，北京电视台做过抑郁症的宣传讲座节目，有抑郁症的人可请一个月的假。名人主动承认自己有抑郁症，老百姓了解了抑郁症，也容易接受自己的病，但对精神分裂症的宣传不多。"

影响医患关系的因素关联如图 5-1 所示。

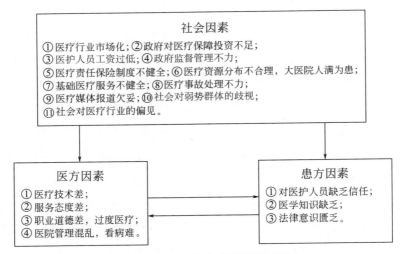

图 5-1　影响医患关系的因素关联图

注：

医方因素：包括医院和医护人员。

患方因素：包括患者及家属。

社会因素：包括医方和患方以外的因素，如国家宏观设计、政府调控以及媒体评论、世俗观点等。

五、 改善公立医院医患关系的建议和措施

（一） 落实国家医改政策，深化医疗体制改革，探索新型医患关系

本课题组认为，我国目前医疗体制不完善是造成医患关系紧张的根本原因。本研究在实地调查的基础上，结合新医改精神，分析医疗体制与医患关系之间的必然联系，探讨改善医患关系的对策，努力还医院一片宁静，还医生一份尊严，还患者一份欣慰，还社会一个公道。

1. 合理分配医疗资源， 营造以公立医院为主、 私立医院健 康发展的良性竞争环境

目前我国的医疗卫生机构以公立医院为主，共 13542 个，民营医院

8437 个（近 2 年公立医院和民营医院的数字均有所增加）。医院按等级分，三级医院 1399 个（其中三级甲等医院 881 个），二级医院 6468 个，一级医院 5636 个，未定级医院 8476 个。"通过调查显示多数医务工作人员和设备均集中在大型医院。相对大型医院而言，基层的医疗卫生管理人员和医疗器械的质量较差，高素质、高技术的医疗卫生人员非常匮乏。在有限的时间中，患者需要排队等候，而且要付昂贵的医药费，导致患者逐渐对医疗服务的质量越来越不满意。"因此，本课题组有以下建议。

（1）构建三级诊疗体系的关键是落实医疗资源下沉　2015 年国务院办公厅关于城市公立医院综合改革试点的指导意见（国办发［2015］38 号）（以下简称《指导意见》）中明确指出："按照国家建立分级诊疗制度的政策要求，在试点城市构建基层首诊、双向转诊、急慢分治、上下联动的分级诊疗模式。"（该项综合改革要求于 2017 年在全国各级各类公立医院全面推开）。《"十三五"深化医疗卫生体制改革规划》（以下简称《规划》）将分级诊疗置于改革的首位，并强调落实分级诊疗，重点是提升基层医疗服务能力，调动三级公立医院参与分级诊疗的积极性和主动性。由于我国基层医疗服务发展还相对落后（该内容将在下一部分具体介绍），因此，落实三级诊疗的关键便是医疗资源下沉。各省、市应该在主管领导的直接领导下，成立专门组织，首先根据本地区的人口和地域分布情况，合理设计三级医院的数量及分布；然后与各级医院共同商议、讨论、落实医疗资源下沉的具体方法和措施。某些成功的经验包括：上级医院派专家下去指导；支持基层医疗仪器、设备；建立友好的协作单位；鼓励下级医院医护人员到上级医院学习、进修；共同举办学术交流会等。各医院要有专人抓落实，并将此项工作与医护人员的业绩考核及职称评定等内容挂钩，坚持下去，形成常态。因此，医疗资源下沉，富帮穷，共同致富，是落实三级诊疗，真正解决老百姓看病难的关键。

（2）明确政府职责，加速公立医院综合改革，树立公立医院的榜样形象　公立医院是我国医疗卫生服务的主力军，"十三五"期间将是全面落实、推进国务院制定的城市公立医院综合改革的关键时期。彻底改变公立医院制约发展的体制，在老百姓的心里树立公立医院的榜样形象，是新医改的理想目标。达此目标，任重道远，《规划》指出：需"对公立医院改革步骤之间的逻辑关系、实施路径、关键政策点进行系统规划，其步骤是以医药分开为起点，有序做好医疗服务价格调整、创新编制管理、理顺人事关系、改革薪酬制度、强化绩效管理等工作。""在办医体制上进行改革，加强政府在方向、政策、引导、规划、评价等方面的宏观管理，加大监管力度。"《指导意见》明确指出："改革公立医院管理体制，建立高效的政府办医体制。实行政事分开，合理界定政府作为出资人的举办监督职责和公立医院作为事业单位的自主运营管理权限，积极探索公立医院管办分开的各种有效形式。"因此，履行政府职责是确保公立医院综合改革的关键。第一，政府应充当保障者。保证全体公民享受公共卫生服务；保障公立医院医护人员合理的工资收入。第二，政府应充当组织者和管理者。《指导意见》指出："各试点城市由政府负责同志牵头，政府有关部门、部分人大代表和政协委员，以及其他利益相关方组成的管理委员会，履行政府办医职能。"第三，政府应充当规划和监管者。宏观规划医疗资源分配，干预医疗服务中的市场缺失。《指导意见》指出："从直接管理公立医院转为行业管理，强化政策法规、行业规则、标准规范的制定和监管指导责任"。政府通过加大对医疗卫生事业的投入，增加医疗卫生事业给人民群众带来的"社会福利性"，让医疗工作者的待遇与付出相匹配，改变医疗机构自主经营、自谋出路的现状，为缓解医患矛盾提供物质基础，从而切断商业贿赂的源头。

（3）加强民营医院的发展，形成公、私立医院的良性竞争环境 解决老百姓看病难、看病贵的另一战略措施就是鼓励发展民营医院，形成公、私立医院良性竞争的医疗环境，方便大众就医。"德国遍布各地的诊所方便了患者。"公、私立医院要有明确的服务定位，公立医院要彰显公益性，如在新加坡，无论患者是否有能力支付，公立医院都有责任治疗，其临床服务是"按需分配"，具体做法是，将病房分成四个等级，最低等级病房（通常是 8 人间）与最高等级病房收费差别高达 7 倍之多，而且自费的比例会逐级提高。民营医院或合资医院通常采用先进的管理理念和方式，注重人文关怀，服务方式灵活，营销手段丰富。因此，民营医院往往收费较高，为愿意掏钱享受更快的服务，并寻求更多舒适的患者提供更多的选择。公、私立医院各自按照自己的服务定位发展，形成良性的医疗市场竞争，互相取长补短，在受益于患者的同时，也满足了不同医院的合理收入。而且从国家医疗投资的角度，会节约投资数额，避免资金浪费，将公益资金用到急需人群。

2. 加快基础医疗服务的建设，分担大医院医疗负担

基础医疗服务是三级诊疗的第一步。几十年来，我国的医疗体制是事业单位，企业化管理，最终形成三甲医院愈办愈大。基层医院及诊所虽然数量不少，但资源不足、条件差，有些甚至处于萎缩状态。我国医疗市场对基础医疗服务的忽视，是造成医疗资源不均、大医院"人满为患"、老百姓看病难的根本原因。许多发达国家（如美国、澳大利亚、德国、新加坡等）医疗体制改革的成功经验证明，他们的基础医疗服务建设扎实、有效。新加坡的初级医疗服务更多的是由私立机构提供。在新加坡大约有2000名私人全科医生，大多分布在居住区，他们提供大约80％的初级医疗服务，另外20％是由公立医院的综合诊所提供，患者在综合诊所就医可以享受高额补贴。本课题组负责人在澳大利亚 Bankstown Hospital 学习、工作期间访问了几名私人医生，他们或投靠医院，或有自己的诊所，有时他们在医院或诊所为患者看病，有时亲自去老百姓家中，为患者提供常见疾病的诊治和健康教育等，他们既是医生，也是患者的朋友，与患者的关系非常融洽。澳大利亚所有私人医生的工资由国家承担。我国"十三五"医疗改革非常重视基础医疗服务的建设。关于对基层医院的帮扶工作已在前面论述，在此将重点论述全科医师和社区精神卫生建设。

（1）加速发展全科医师队伍　《指导意见》指出："注重发展全科医师作用，推进全科医生签约服务。逐步增加城市公立医院通过基层医疗卫生机构和全科医生预约或转诊服务号源，上级医院对经基层和全科医生预约和转诊的患者提供优先接诊、优先检查、优先住院等服务。到2015年年

底，预约转诊占公立医院门诊就诊量要提高到20％以上，减少三级医院普通门诊就诊人次。"本课题组建议：医学院校开设本科全科医学专业，学生毕业后到临床实习、轮转，并通过全国全科医师资格考试。全科医师上岗一定要有数年的临床经验。全科医师的工作地点或在医院或挂靠在某家诊所。需要强调的是，第一，全科医师一定是专职的，不能让社区诊所的工作人员兼职；第二，全科医师一定是专业的，是经过特殊培训，有着丰富的临床经验，否则患者信不过他们；第三，全科医师是专责的，全科医师不能解决的问题，便推荐到上一级医院，对由全科医师签字推荐的患者，医院应优先接受。关于全科医师的工资发放，需由他/她所工作的单位是公立的还是私立的医疗机构而定。

（2）加强公立医院综合诊所的建设　可以将目前城市（镇）中较大的医院分散出若干个综合诊所，这些综合诊所相当于一个个小型医院，它的基础设施、科室健全，人员固定，由丰富的医疗队伍组成。综合诊所一方面可接收全科医师推荐来的患者，也可将需要进一步治疗的复杂病例推荐到上一级医院。因此，综合诊所在整个三级诊疗体系中起到了承上启下的作用。

（3）加强专科医院、检查中心、体检中心的建设　大力发展各种专科医疗机构，如眼科、口腔、肛肠、糖尿病、精神科、妇儿、男科、骨科、老年病、体检中心等。成立共享型综合辅助检查中心，可包括：化验、影像等内容。该项服务一定要专业性强，其诊断技术一定在该地区具备权威性，甚至能被异地的医疗机构认可。上述医疗机构在整个医疗体系中小点开花，可有效地分散大医院的医疗负担，从而方便老百姓就诊。

（4）加强社区精神卫生工作　"据资料估算，21世纪初中国内地共有重型精神疾病患者1600万人，全国各类精神障碍的患病率已达13.47‰，到2020年，中国神经精神疾病负担将上升到疾病总负担的1/4。""据预测，到2020年有6种精神疾病将进入我国20种主要疾病之列，占所有疾病的17.4％。"我国精神疾病患者数量上升速度之快，一方面与社会影响因素有关，另一方面与社区精神卫生事业的设计、管理、重视、宣传不够有关，致使我国的社区精神卫生事业发展迟滞。"目前，我国重型精神疾病患者达 1000 万人以上，而每 10 万人中不足两名精神科医生。"欧美等发达国家自 20 世纪 60 年代起就大力发展社区精神卫生事业，住院患者比例越来越少，更多的患者到社区和家庭进行康复（因为大多数患者是慢性或迁延性），最终大大减少了国家对精神卫生领域的投资。根据发达国家在社区精神卫生工作的成功经验，结合我国国情，本课题组建议：第一，明确社区精神卫生工作的作用、职责。"《全国精神卫生工作体系发展纲要》（2008—2015 年）提出精神卫生体系建设的目标之一是建立精神卫生防治服务网络，以精神卫生专业机构为主体，以综合医院为辅助，以基层保健和社区康复机构为依托，这一网络在精神卫生工作中发挥主导作用。"由此可见社区精神卫生工作在整个精神疾病的防治网络体系中，起到了极其重要、不可缺少的作用。因此，国家在社区精神卫生工作的管理上，应由政府牵头，加大资金投入，公、私立医疗机构以及非赢利医疗机构多方参与。明确社区精神卫生服务法律保障。目前，我国已经有上海、北京、宁波、杭州、无锡五个城市颁布了相关的卫生条例。河北省应结合国家和部分省市的相关规定和经验，制定河北省的精神卫生条例，明确精神卫生工作的作用、职责及开展形式等。第二，建立多专业合作的社区精神卫生服务团队。美国精神疾患社区治疗队伍由临床精神科医师、临床心理学医生、躯体疾病治疗医生、社会工作者、精神科护士及其他辅助人员组成。香港推行个体服务计划，即每个社区护士负责 80～120 例个案的跟踪随访，以个案管理的形式为每个需要服务的香港精神疾病患者制定个性化的服务计划。定期（6 个月）检查服务过程存在的问题，并以团队的形式提供服务。第三，推广落实专科医院与社区精神卫生服务一体化模式。如日本萨瓦医院（私立医院）在精神病医院的基础上增加了多项社区精神卫生服务，如儿童福利院、职业培训中心、福利工厂、托儿所、职业治疗师、护士站、家务助理式服务等多种形式的社区服务。尽管这种模式尚未能使患者完全回到社区康复，但比较符合我国目前以专科医疗机构为主的精神病防治网络体系。本研究调查中了解到，在四川、河南、河北等较大的精神卫生中心，开展了不同形式的医院与社区帮扶的项目，收到了很好的效果。患者家属也特别希望能为患者提供更多康复、职业训练甚至再就业的机会。J（医）："建议国家关注、支持社区精神卫生项目，如本院与国外合作的'倍慈项目'，到基层去，每个家庭有一个指导大夫，有针对性，给特别需要的患者补助，如长期服药、家庭负担重、生活质量差的家庭。"N（家属）："（希望）医院办个小工厂，工资不重要，能适应社会，有价值感。患者和家属有自卑感，不能适应社会，也不敢说，怕回去别人认为是'疯子'。"第四，开展多样化、实用的社区康复项目。可根据患者的年龄、病种及严重程度，开展多种社区精神卫生工作。如香港的"思觉失调服务"，即为具有精神疾病早期表现（前驱期症状）者提供早期干预，它是由医师、护士、社区和临床心理学家组成的专业团队，为患者提供量身制定的治疗方案，力争让患者尽早恢复正常生活。香港开展的另一项医院与社区合作项目是"毅置安居计划"，即选择住院半年至两年的患者，年龄18～65岁。该项目将病房布置成家庭，逐步引导患者学会独立生活、恢复社会和职业功能，最终回归社会。我国上海以区为单位的"快乐之家"；北京市海淀区的"医院-社区全程自助化精神康复链"等，对社区范围内的残疾人（包括精神疾病患者）进行社交技能、职业能力、生活能力等训练。本研究深入访谈时，多数医护专家建议："加强社区精神卫生工作，督促患者服药、检查，给予指导"。

3. 落实医保政策，加强流程管理

不同国家在医保体制上具有不同的政策和特点，英国是典型的全民福利型医疗体制模式，政府提供医疗保健，公立医疗系统提供的服务覆盖99%的英国人。德国的医疗体制具有法律健全，体制完备和互济共助的特点，德国的医院都是非盈利的，州政府和保险公司的投入是其主要经济来源。美国采用医疗保险，主要由非盈利和盈利的商业保险具体负责管理。新加坡采用完全个人账户的强制公积金保险，政府在医疗体制、投资、管理等方面精心设计，价廉质优。以上各国政府均投资资助穷人、残疾人、老年人以及其他弱势群体。我国的医疗保险制度逐渐完善，主要采用参保人加入医保基金、政府补贴以及重大疾病保险机制，政府逐步加大补贴比

例，《规划》提出："保基本、兜底线、可持续"的原则。目前在医保定点医院，政府与医院签订服务协议，医院有专门的医保机构负责贯彻、实施医保相关政策，医院为加强医保管理，制定相应的管理办法和规章制度，每月考核科室医保政策的落实及执行情况，并与绩效挂钩。使用自费药品、医用材料必须征得患者同意且签字。政府为了控制医疗费用的增长，对医院实行医保总额预付管理，有的地区实行了DRGs（按病种分组付费）付费方式，超出费用由医院承担。国家医保机构定期对医院进行检查。随着医院管理系统的信息化，医生在给医保病人下医嘱时病历系统会自动提示医生所使用药品、医用材料是否在医保报销范围内等。医院每年都要对全院职工、新入职人员进行医保知识培训。本课题组在文献查阅和专家访谈过程中，发现我国现行的医疗保险体系在管理流程过程中尚存在着许多问题，有待于进一步改进。

（1）完善医疗保险体系的运行管理机制　近年来，快速增长的医保费用，不断更改的医保报销项目，逐步扩大的报销范畴，持续调整的报销比例等，给医院医保人员和参保患者带来一定的影响，成为医患矛盾的集中点。第一，要健全医疗组织保险机构。医院要成立医疗保险管理科，管理人员应懂专业，懂流程，服务意识强，善于掌握医保方面的新知识和有关政策。一方面要及时与科室的医保联络员沟通，督促科室合理用药、检查、治疗及收费，医保办还要善于与医保服务过程中涉及的部门沟通，如临床科室、药剂科、财务部、信息中心等；另一方面能与患者进行有效的沟通，解决患者的疑难问题，针对存在的问题认真分析，及时解决问题，防止问题扩大化。第二，医生要加强医保知识的学习。医生在执行医疗活动过程中，常常只关注到疾病本身的治疗，而忽视了与疾病治疗相关费用的超额、超限问题，忽视了费用方面对患者的"知情同意"和"告知义务"。有些医生甚至哪些是医保药物，哪些是自费药物都不知道。因此，医院应重视医保落实工作，一方面要求医生自学；另一方面医院可通过宣传讲座等形式，定期组织学习，使医生做到有问必答，尽量杜绝医院在医保管理方面出现医患纠纷。除此之外，呼吁医学院校开办医保知识讲座，使学生了解我国的医疗保险政策、形式、范围以及医患的权利和职责。第三，加强医保知识的宣传。现实中，大多数患者对医保知识掌握不多，一旦弄清楚医生给他/她开了过多的医保范围外的药物、治疗和检查时，便大发雷霆。因此，医院和社会媒体要加强宣传医保知识。政府可通过网络信息平台，一方面公开发布公立医院、社会保险机构的相关信息，从而保障公众的知情权；另一方面公众也可以通过信息平台了解到更多的、针对性的信息，并通过自身在实际生活中遇到的问题与政府之间进行互动交流。总之，提高医疗服务质量、降低医疗成本是医院和医保机构共同面临的挑战。

（2）加强对弱势群体的医疗保障　与躯体疾病相比，精神疾病更具"因病致穷"的特点。第一，精神疾病有明显的遗传性，一个家庭会几代相传，或同时有多人患病；第二，精神疾病常反复发作，不坚持服药或再次精神刺激很容易使患者复发而住院治疗，许多患者会多次入院；第三，多数精神疾病患者会成为慢性、迁延性，如精神分裂症，只有25％的患者能治愈，回归社会，另外75％将成为慢性病，需长年服药治疗。因此，有精神疾病患者的家庭，常常会因一个患者连累整个家庭。国家对特殊人群资金帮扶方面一直非常关注，近年来也不断出台新政策给予支持，提高资助力度。《指导意见》指出"落实对中医院（民族医院）、传染病院、精神病医院、职业病防治院、妇产医院、儿童医院以及康复医院等专科医院的投入倾斜政策。"因此，本课题组建议：第一，由国家有关部门组织牵头，出台精神疾病贫困个人及家庭的评估标准，对符合纳入标准的患者及家庭，国家实行免费医疗，并给予一定的生活补助。第二，为这类家庭提供日间照顾服务，使家庭成员也能有自己支配的时间。第三，有关部门应为这类家庭提供就业的机会，使他们也能自食其力，为自身及社会创造价值。国家在这一方面加大投入是值得的，有着深远的意义，一方面它体现了社会主义的优越性，突出人性化服务；另一方面，努力把这部分人的疾病控制好，将会减少他们再入院的机会，长久之计，一定能大大减少国家在精神卫生方面的资金投入。本研究在深入访谈中，许多专家恳切希望国家加大对这类人群的资金支持。K（护）："（国家）应给经济困难的患者全额报销，因为只有住院时报得多，平时服药报得少。"Q（家属）："患者反复发作，因病致穷，国家报销比例需增加，是否能有管理患者的机构，使家属自由。"S（护士）："国家应对反复住院的患者补助大些，尤其是农民。"E（医生）："国家应投入，关注弱势群体，对那些家庭不管的患者免费发药。"F（护）："希望患者少付点钱，精神疾病患者穷，家族史可造成多个患者患病，有的家庭就一个（无精神病的）人。"U（医）："加大对精神疾病患者的救助力度，助残，扶贫，真正让患者受益。"

（3）加强医保工作监管　尽管国家有较好的医疗保障制度，但重视不够，疏于监管，导致影响医保工作的落实，甚至给国家、患者以及社会造成极大的损失。近年来相继报道了一些关于医保工作中的问题，如分解住院费用、医保基金"套现"、骗取医保基金、医保管理人员腐败、医疗保障金大量结余等。套取和挪用医疗保障基金的做法严重破坏了医疗保证基金的稳定性、安全性，当参保人真正需要医保基金救命的时候，却因这些违法行为而不能发挥医保基金的最大功能，严重时甚至危害参保人生命安全。因此，本课题组建议：第一，建立监管机构。由政府、卫生主管部门、医院、医保办共同组成医保管理委员会，负责医保工作运行管理监督，查办医保落实中的问题和腐败案件。第二，建立合理的医保业务管理考核体系。制定考核项目，定期对相关指标进行统计和分析，合理分配医保资金，定期抽查临床科室医保工作落实情况，并对高费用科室进行重点考核与跟踪。第三，尽快完善医疗保障法。2010年我国虽然通过了第一部社会保险制度的综合法律《中华人民共和国社会保障法》，但就医疗保障立法来说，其中的条款相对宽泛笼统。通过医疗保障法的制定，我国医疗保障工作才能有法可依，它将对医保工作的运行和管理起到安全、保障作用。第四，严肃惩治医保工作中的不法行为。建议对医保工作中严重违法违规的个人及单位，视情节轻重，依照相关法律法规给予严肃处理，决不姑息。特别是对相关医保工作负责人及医务人员应加重惩罚力度，以确保国家医疗保险政策的合法落实，维护患者、医疗机构以及社会的合法利益。

小结：合理的医疗体制是确保良好医患关系的基础。政府是医疗卫生体制的设计者、出资者、管理者和监督者。我国的医疗体系是以公立医院为主，鼓励发展私立（民营）医疗机构，公、私立医疗机构各有特色和职责，形成良性的市场竞争，公立医院彰显公益性，既让穷人看得起病，又按照价格规律和患者对服务的需求，收取合理费用。私立医疗机构凭借高质量的医疗服务和专业特色服务，吸引高收入人群就医。解决老百姓看病难、看病贵的最佳方法是合理分配医疗资源，落实三级诊疗政策，实现这一目标的关键是发展和完善基础医疗服务体系。我国目前需要大力发展和完善全科医师队伍。并将大医院分解出多个综合诊所，医院不是办得越大越好，而是以方便老百姓就医为目的。国家医疗保障基金并不是投入得越多越好，政府合理的投资、完善的医疗体制系统以及严谨的监督管理制度定能引导、激发医疗机构改革和发展的内生动力，最终使患者、医护人员及国家均受益。

（二）加强医院管理，深化人事体制改革，提高医护人员素质

在广义的医患关系概念中，医方包括医院和医院的员工。医院是介于社会、国家层面与医生、患者层面的中间环节，医院按照国家对医疗卫生工作的顶层设计和相关政策，根据自身的定位、性质以及员工、设备等情况，制定自身的管理机制、人事编制、薪酬制度以及绩效管理等内容。因此，建立现代化医院管理制度，是新医改的枢纽工程，关系到运行新机制的转换，也是进行协同改革的重点和难点，它在医患关系的发展和走向方面起着导向的作用。尽管在整个医患关系体系中，社会因素、国家因素以及患方因素均起着非常重要的作用，但医护人员的言行举止是影响医患关系的直接因素，在医患双方互相作用过程中，医方起着主导作用，决定着医患关系的发生、发展和结果，对医患关系的结果负有主要责任。

1. 创新人事体制管理机制

《规划》指出，"在办医体制上进行改革，加强政府在方向、政策、引导、规划、评价等方面的宏观管理，加大监管力度。同时，在人事编制方面放权，创新编制管理，理顺人事关系。""必须改革人力资源的传统控制性的效率管理和激励性的目标管理模式，要创造成员自我实现、自主创新和自主管理的人力资源管理氛围。努力探索人力资源绩效管理新模式，在人才招聘、选拔、培训、考核等环节严格把关，形成积极、有效、激励性的管理和运行模式。一个好的医院人事体制管理机制，能够激发员工的工作热情，调动医护人员工作投入的潜能，从而有助于良好医患关系的建立。第一，实行全员竞聘上岗。改变传统的对行政职能部门的领导干部选拔模式，即领导提名、单位考察任命的领导用人机制。建立科学多样的干部选拔和聘用机制，让中层干部直接置于职工的监督之下。在医务人员的任用上，实行全员竞争上岗，科学合理定岗、定编、定职责。优化组织，减员增效，实行用管挂钩，做到医务人员能进能出，能上能下，使职工有危机感和责任感，珍惜自己的工作岗位。第二，完善员工培训体系。根据医院的核心需求，设置培训项目，研究培训内容，其目的是使员工很好地适应不断发展的医学前沿知识和技能，满足不同社会、文化背景下患者和家属对医疗服务的需求。特别注重对特殊人才的培养，《指导意见》指出："积极扩大全科及儿科、精神和急需紧缺专业的培养规模"。本研究在访谈中发现许多一、二级医院的广大医护人员因为工作忙、压力大，在学历、职称层次以及进修、学习等方面远不如三级医院。在对人力资源的选拔、培训、考核等方面，许多民营医院有着很好的经验，如：北京的和睦家医院，根据本院的办医定位和理念，在选人上岗时通过多种形式的笔试和面试，在培训和考核管理方面有其独自的特点和针对性，因此，在人性化、高质量医疗服务方面做出了榜样。第三，完善绩效考核体系。制定各类、各级人员考核量化标准，将考核结果与职务聘任和奖惩挂钩，从而强化竞聘激励机制，拉开收入差距，让高层次人才和重点岗位有地位、有价值、有分量。

2. 改革薪酬制度，提高医护人员的工资待遇

《规划》强调，要强化绩效管理工作，改革薪酬制度。并明确提出，

允许医疗卫生机构突破现行事业单位工资调控水平，允许医疗服务收入扣除成本并按照规定提取各项基金后主要用于人员奖励。医师薪酬制度是整个医院管理的核心机制。我国大多数医院目前执行的医师薪酬制度落后僵化，未能反应医师的真实工作量。医师工资过低，一方面抑制了医疗生产力的发挥，影响了医疗专业人员的生产效能；另一方面也为医师"过度医疗""灰色收入"客观上起到了一种心理驱使的作用。因此，医师执行医疗活动所得的报酬，应该与其所负责任和付出的劳动相当。第一，医师的教育成本大。医学知识精深博大，涉及内容颇多，一名医师首先要经历5年本科教育，然后3年硕士，3年规培，有的还要读博士，甚至去国外留学深造。一名普通的医师前期要有10年以上的医学教育背景。一名医师工作一天，表面上是做了一天的工，实际上为了这一天工，他们前期付出了多年的精力和心血。因此，医师工资所得，应考虑他们前期对教育过程的投入。第二，医疗工作的高风险、高难度性。医疗工作可以说是性命关天，责任重大。某医院的院长接受记者采访时说："医生、护士已经成为一个高离婚率、高流产率、高患病率的'三高'人群。其实工作量并非我们工作压力的主要来源，更重要的是心理压力。"有调查显示，一方面，医务工作的本身带有不可预测性、多变性，常会有异常事情发生；另一方面医学目前有它自身的不完善，许多医学难题尚未攻破，给医生的工作带来了很大的难度。即使在医学高速发展的今天，国内外一致承认的疾病确诊率仅为70％，各种急症抢救的成功率也只在70％～80％。因此，医师薪酬制度要考虑不同医疗服务项目所涉及的技术难度和复杂程度以及需要医师投入的精力和时间，例如，一般来说，手术项目高于检查项目对医师的要求，而检查项目中需要医师亲自操作的侵入性检查项目（如内镜检查）的技术难度以及风险程度均高于非侵袭性检查项目（如超声检查）。第三，强调直接参与性。医师在提供门诊、会诊、急诊服务时医院所收取的挂号和门诊检查费用应多数归属医师，因为这些项目主要是由医师完成的，医疗机构只是提供了部分行政支持（如设置挂号收费人员及场所）。《指导意见》指出"合理调整提升体现医务人员技术劳务价值的医疗服务价格，特

别是诊疗、手术、护理、床位、中医等服务项目价格。"第四，全面考虑
医师的工作量。医师除了做常规医疗工作外，还可能兼其他的工作，如教
学、科研、下基层指导、公益活动等，因此，公立医院应鼓励医师做上述
工作，并在绩效薪酬上给予支持。《规划》在建立符合医疗卫生行业特点
的人事编制和薪酬制度部分特别提到："对工作时间之外工作较多、高层
次医疗人才聚集、公益目标任务繁重、开展家庭医生签约的公立医疗机构
在核定绩效工资总量时给予倾斜"。本研究在进行深入访谈时，许多医疗
专家呼吁提升工资待遇，K（护）："让医生有尊严地活着，提高收入待遇，
收入应是当地平均水平的 2～3 倍"。

3. 加强医院质量管理

提高医疗服务质量和效率，保障患者的生命安全，是所有医疗机构运
行管理的永恒目标，也是维护良好医患关系的基础和保证。因此，国家有
关部门非常重视医院的质量管理和监督工作，《指导意见》指出："加强行
业自律、监督和职业道德建设，引导医疗机构依法经营、严格自律。"《规
划》强调："完善政府监督主导，第三方广泛参与，医疗卫生机构自我管
理和社会监督为补充的多元化综合监管体系。"第一，设立监管委员会。
医院应设立专门质量管理委员会，有专人负责，负责制定医院的医疗质量
评价体系，评价医院和医护人员的服务质量；设计和组织患者满意度调查
等工作，并建立工作监控与统计监控相结合的服务质量和医疗质量管理网
络系统，以提高医疗质量和效率。第二，加强医院的绩效管理工作。医院
要处理好质量、成本和效益三者既互相制约又互相促进的关系。在医院战
略目标和核心价值观的指导下，进行医院绩效计划，医院绩效控制，医院
绩效评价以及医院绩效反馈等良性循环。医院绩效管理的核心目的是通过
提高员工的绩效水平来提高医院的绩效，以达到改善员工行为，充分发挥
其积极性和潜在能力，更好地实现医院战略任务和管理目标。许多医院在
绩效医师工资改革方面积累了很好的经验，如台湾长庚医院、南昌 334 医
院等。新加坡卫生部属医疗融资和企业服务理事会理事陈荫楠先生说：
"医生在新加坡是高薪职业，在专业人员中处于顶尖水平，其中专业外科

医患关系评价体系及对策研究

医生是全国工资最高的行业之一，普通外科医生工资排名第三。"第三，加入国际质量体系认证。按照国际质量认证的有关要求和法规，对医疗行为和诊疗过程的每一个环节进行标准化、规范化、制度化管理，真正把质量意识、效率意识融入日常医疗工作之中。新加坡医疗管理堪称"价廉质优"，卫生部要求所有私立医院和公立医院均参与马里兰质量指标项目，该项目包括一套临床质量指标，这些指标以国际通行标准为标杆，包括：住院患者死亡率、住院手术死亡率、非计划重返手术室率、15 天之内再入院率、计划外急救、计划外返回急症室、设备利用率和重症监护病房设备导致感染等。第四，开展患者满意度调查。医疗和护理服务的最终目的是赢得患者和家属的满意，日本、新加坡等国家的卫生部每年都要组织在公立医疗机构中开展患者满意度调查，比较各机构的绩效，收集改进意见。调查内容包括：医疗设施、医疗协调性、医生知识和技能、医生的关怀和照顾、护士的知识和技能、护士的关怀和照顾、辅助医疗人员知识和技能、工作人员对于治疗和照护的清晰解释。第五，强化继续教育意识。医院除了根据自身发展需要对医护人员在院内培训外，还应鼓励医护人员到其他医院进修，参加国内及国际会议，参加国内同行业组织的技能及专科培训项目等或提高学历以不断提高医疗、服务技能。新加坡卫生部要求医生必须接受强制继续医学教育，再认证行医资格。卫生部颁布临床实践指南，以鼓励循证医学实践。第六，加强医疗人力资源配置。近年来，尽管我国在努力调整医护比例和床工比例，但医护人员数量仍显不足，加之科室追求经济效益，致使医护人员处于超负荷工作状态。因此在追求工作数量的同时，难免忽视了服务质量，影响医患关系。建议国家层面根据国情，制定合理的医护及床工比例，并且加强评估、监督，防止医护人员过度疲劳、医疗服务有量无质的现象。第七，加强医德医风教育。许多医疗纠纷不是技术层面的问题，而是服务态度、责任心、职业道德及法律意识等问题。因此医院要加强对职工职业道德、医德医风的培训，提高医护人员的综合素质和综合能力，严格按照医疗、护理操作规范和流程，强化服务质量。

190

4. 加强药品管理

近年来，中国的医疗市场出现了一种罕见现象，一方面由于政府对医疗服务投资不足，医院管理被迫强调追求效益；另一方面医院不重视医师的绩效考核，致使医师工资偏低。于是医院和医生便想出了一种"两全其美"的方法，即药品加成和开药提成，据有关资料显示，我国公立医院药品收入几乎占医院总体收入的50%。"开药能提钱"几乎成了医生坚守在医疗岗位的一种物质和精神支撑，从而，医院救死扶伤，实行革命的人道主义的性质发生了变化，医生更感兴趣的不是治病，而是开药，由此便出现了"以药养医""药价虚高""过度医疗"等问题。这样做的结果，一方面老百姓花了许多冤枉钱，并且对身体健康没好处；另一方面致使国家有限的医疗投入没有用到应该用的地方，而造成了极大的浪费。因此，老百姓对此相当气愤。国家公立医院综合改革（2015年试点，2017年全国铺开）首先从药品管理开始。第一，对药品生产、流通、使用综合管理。《规划》首次提出对药品的生产、流通、使用三个环节进行综合管理。生产环节强调以质量为主，提出淘汰疗效不确切、风险大于效益的品种。政府应对某些社会急需，但不挣钱的药品给予政策和资金资助，如小儿科用药、中药水蜜丸等，保证老百姓对常用药品的需求。在药品流通环节，《指导意见》要求"在省级药品集中采购平台上采购。"药品使用环节方面，《指导意见》强调："采用综合措施切断医院和医务人员与药品间的利益链，完善医药费用监控制度，严格控制医药费用不合理增长。"坚决贯彻药品零差价销售，2015年8月7日中央频道晚间新闻报道："目前，国内几百家公立医院综合改革试点单位，已经取消药品加成。"随着2017年全国范围内公立医院综合改革工作的推进，药品零差价销售势在必行。落实药品零差价的关键是加强监督管理工作，在彻底切断药商与医生直接联系的基础上，加强制度考核管理，发现问题及时处理，绝不姑息，确保医疗改革工作的顺利进行。第二，坚持医药分开。坚决贯彻医药分开政策，彻底切断医生依赖药物的经济链，还医生一份心静，让医生专心为患者治病，不考虑用药提成的事；也还医生一份职业的神圣，医生本应是知识渊博、医技高超、"菩萨心肠"，是老百姓患病时在医院最值得信任和依赖的人。许多医院在医、药分开方面积累了很好的经验，如有的医院医生在院内开处方，患者到院外购药；有的医院不将医生开药作为绩效考核内容，即开什么药、开多少药与经济利益无关。"墨西哥实行严格的医药分离制度，除了一些常备药可在医院或诊所获得之外，大部分药品需要患者自行到药店购买。同时，政府对医疗机构实行严格的监管，防止医院和诊所卖药赚钱，较好地维护了患者的利益。""玉溪市儿童医院从 2010 年成立至今对医生的绩效考核标准就从未与处方挂钩，医生的收入仅和自己当月的诊疗次数有关。在此考核体系中，医生并不能从所开药方中获益，只能专注自己的诊疗工作，靠过硬的医术和良好的服务来立命安身。"2017 年 3 月22 日中央 13 频道晚 10 点新闻报道："从 2017 年 4 月 8 日起，北京所有公立医院实行医药分开"。

5. 提高医护人员服务意识

　　医护人员的从医行为在医患关系中起着主导作用，医护人员职业道德以及人文素养水平决定着医患关系的走向。个别医护人员因其职业道德和医疗技术水平不高，诊疗过程中的不良从医行为（如索要"红包""过度医疗"等），严重损害了医疗卫生行业在社会公众心目中的形象，同时也加剧了患方对医方的不信任，造成医患关系紧张。中华医院管理学会维权协会的一项调查表明，80％的医疗纠纷不是由于医疗技术引起的，49.5％的医疗纠纷是由于服务不到位造成的，医护人员对患者缺乏必要的人文关怀是造成医患关系不和谐的重要原因。因此，培养医护人员的职业道德和人文素养，提高服务意识是改善医患关系的重要环节。《指导意见》指出："探索建立以需求为导向，以医德、能力、业绩为重点的人才评价体系。"第一，端正服务态度。本课题组在深入访谈时，R（医）讲："70％的投诉是关于工作态度。"D（护）："提高医护人员素质，加强培训，提高工作能力。"医护人员的服务对象是患者和家属，医护人员多年的学习和研究最终要应用到患者身上，因此，医生看病，实际上是治疗、护理患病的人，而不仅仅是疾病本身，患者和家属的满意是医疗和护理的最终目的。医护人员要站在患者的角度，理解他们因疾病所造成的痛苦和困惑，理解他们对医院和医护人员的依赖，理解他们对疾病进展的期待，充分发挥医护人员的职业角色功能，而不仅仅是一名治疗者。医护人员做好本职工作，尊重是前提，尊重患者是一个完整的个体，而不仅仅是一个得病的人。美国西顿霍尔大学医学院教授张宁认为，保护患者隐私和尊重每位患者，是建立医患互信的前提。美国医生的职业门槛高，他们有很好的经济收入和社会地位，但违反职业道德的代价也很高，因此，医生十分珍惜来之不易的岗位，不会因"红包"等蝇头小利铤而走险。2015 年 6 月 17 日，在北京广播大厦 10 层一间小小的会议室，钟南山、郑家强、王辰三位院士在与不同领域的主任级医师、硕士生导师、博士生导师谈医护形象，有人回忆国外的医患关系时说："在英国，医生单膝跪在糖尿病患者面前查房的情景：医生抱起患者的脚认真地看，还用鼻子去闻。据称，英国医生查房时是有一套规范的。无论医生的资质和年龄，推门的动作都是一样轻，见到患者必定是主动伸手。医生与患者交谈时，医生附身屈膝，最终膝盖顶在床前的地毯上，刚好与患者的目光处于一个水平线上"。本课题负责人曾亲眼目睹了澳大利亚的医生在诊治患者时，将手纸垫在自己的手上，让患者将痰吐到垫着纸的手上，观察痰的颜色；当发现老年患者便秘时，便亲自戴上指套，触诊探查。上述实例，提升了医护人员在患者心目中的良好形象，增加了患者对医护人员的信任，从而避免了因缺少信任度而引发医患纠纷的发生。第二，提高沟通技巧。患者入院时，由于对医学知识信息不对等的特点，患者和家属可能会有许多的疑问，期待医护人员的帮助，如疾病的严重程度？疾病的发展预后？疾病是什么原因造成的？是否有遗传性？用什么治疗方法好？以及健康教育内容等等。本课题负责人在美国弗吉尼亚州精神病医院学习期间得知，美国精神科医护人员工作的 80％都是与患者及家属进行沟通，而我国不足 50％。医患关系的本质是一种治疗性、帮助性和安慰性的关系。医护人员的有效沟通表现在沟通专业化方面，具体体现在沟通内容的专业化、沟通技能的专业化和沟通素养的专业化。一名优秀的医护人员同时也是一名优秀的观察者和倾听者，她站在患者角度思考问题，为其排忧解难。成功沟通的前提是信任，2015年1月本课题组接待美国某护理学院2名教授时，其中一名教授介绍，在美国的民意调查中显示，护士是老百姓最信任的人（排在第2位，第一位是消防人员）。王维利介绍了通往信任之路的4要素：一是诚实，诚实是形成信任关系的重要人格特征，医护人员要言行一致，表里如一，履行诺言。二是动机，医护人员要为患者着想，从患者利益出发，要真诚地关爱患者。三是能力，包括天赋、技能、知识和语言行为方式。四是成果，即指做过的事情及其表现。本课题组建议：医院在对医护人员的工作业绩考核时，将医护人员服务态度、沟通能力作为绩效内容。本研究深入访谈中发现，所有受访者认为：精神科医患沟通非常重要，精神科医患沟通常有心理治疗性。A（护）："护士要想赢得患者的尊重（像医生那样），必须走专业护理的道路，即治疗性的护患关系。要加强沟通训练和实践，沟通应有治疗的成分。"E（医）："精神科医（护）患沟通最重要。"U（医）："沟通就是治疗，心理治疗，认知治疗，了解病情，沟通应占60％。"L（患）："这个医院（大医院）沟通挺多，不一样，有的爱说，有的嫌烦。"N（家属）："医生说得多，护士说得少，开导多点比吃药更好。医生太忙，希望医生再多说点，家属也需要。"第三，加强人文素养教育。美国医学院校人文课程占整个教学的20％。我国1980年以后出生的子女多是独生子女，每个孩子由几位老人呵护长大，遇事缺乏换位思考，更不愿主动与人沟通。恰恰医学护理专业的工作特点是照顾他人，需要总为别人着想，这对20～40岁的年轻医护工作者是一个挑战。因此，本课题组建议：孩子在小学、初中和高中就应开设思想品德、人际沟通、生理卫生、公共安全意识、相关法律等课程。到了大学需在此基础上增加医学伦理学、医患关系学、医患心理学、医学法律、多元文化、医患沟通等课程，鼓励学生多参加社会实践活动以及社会公益活动，增强爱心及社会参与意识。教给学生不仅能治病，更主要的是如何做一名好医生。本课题组负责人于2002～2013年期间，以教育部访问学者和河北省优秀专家的身份，分别赴澳大利亚、美国、新加坡、日本等国学习、研究，发现这些国家的医学护理院校每年招生是根据当地对该专业毕业生的需求情况以及学生见习、实习基地的医疗资源情况而定，从不盲目招生。他们的学校大多为小班授课，学生有更多的时间练习技能操作，进行小组讨论、主题发言，参加协会活动、社团活动以及公益活动，培养学生自主学习能力、创新思维能力、动手能力以及社会实践能力。学校将学生这种在课内和课外主动参与的表现纳入对学生的综合绩效考核评价中。

6. 加强医疗事故管理体系的建立

近年来，一方面随着人们生活水平的提高，对自身疾病治愈的期望越来越高，以及维权意识的增强；另一方面，由于我国目前处理医疗纠纷的机制尚不健全，约八成以上的医疗纠纷都是私下协商解决，致使我国医疗案件不断增加，平均每年发生的医疗纠纷约 1000 万件，三甲医院的医疗纠纷数量年均增长率超过了 10%。目前这种趋势仍在继续，亟须解决。许多患者认为医院是一个可以讨价还价的地方，看病出了问题医院就得赔钱，于是在社会上出现了一个名称叫"医闹"，这些"医闹"者有组织、有计划地闹事，他们拉横幅、停尸体，甚至打砸医护人员和医院设施，严重伤害了医护人员的身心健康，在社会上造成了极坏的影响。由于我国目前的医疗体制、社会监督、老百姓的医学知识和守法意识以及相关的法律条文尚存在很多问题，因此解决医患矛盾、医患纠纷还需要一定的时间。

（1）加速推行医疗责任保险制度　医学是一门缺陷学科，高风险是医疗行业的固有特征，目前的检查和治疗手段尚有一定的局限性，不能保证所有检查都能确诊，也不能保证所有疾病都能治愈。但手术不能不做，病人不能不抢救，某些手术医生不做没有责任，但做了患者就有可能下不来手术台。医学就是这样伴随着经验摸索，大胆尝试，探索性研究，一步步前进着，而医生正是在这种现实环境中，想方设法准确无误，但仍会有误诊、失误，甚至医疗事故的发生。医疗责任保险体系的完善是分散医疗风险和化解医患纠纷的重要渠道，一方面，可以使患者得到有效赔偿，确保其医疗安全保障利益；另一方面，也可以减轻医护人员承担医疗风险的压力，减少防御性医疗行为的发生，促使其自觉提高医疗服务水平。日本于

1973 年开始正式确立医疗责任保险制度。日本的医院管理十分规范精细，坚持"以患者为中心"，并且有完善的法律制度，医患纠纷可以通过法院调解诉讼，或通过医院与患者交涉，也可通过日本医师协会解决。日本医疗纠纷的发生与其他国家相比偏低，医疗纠纷恶性暴力事件也很少见。美国的所有医院都参加了"医疗责任险"，因此在发生事故时，他们都愿意依法解决。在出现医疗过失与赔偿的医疗纠纷时，私立医院由当事医生负责；而公立医院的医生其医疗赔偿由医院和保险公司承担，保险公司会承担所有途径解决的医疗纠纷赔偿。目前美国的医疗纠纷诉讼外解决已逐步形成了一个比较完善的制度，1997 年由美国医学会（AMA）、美国律师协会（ABA）和美国仲裁协会（AAA）三大组织联合发起了医疗纠纷解决委员会。2014 年 7 月 11 日中国卫计委会同司法部、财政部、中国保监会、国家中医药管理局联合发布了《关于加强医疗责任保险工作的意见》，要求到 2015 年年底前，全国三级公立医院参保率应当达到 100％，二级公立医院参保率应当达到 90％以上。本课题组建议：第一，加强落实工作。加入医疗责任险制度势在必行。但就我国目前医疗机构现况来讲，二级以下医疗机构设备和医疗资源比较差，三级医院风险大，大多数医院在落实新医改精神的过程中，各项工作还需逐步完善。因此应大力宣传加入医疗责任险的意义，逐步使中国的医疗管理工作规范化、公开化、标准化、社会化、法律化。第二，提高医护人员的素质。加入医疗责任险是一种形式和制度，但不是目的，医院应加强对医护人员的服务意识培养，提高医疗服务质量，从而减少医疗事故发生率，提高患者满意度才是医疗改革的最终目的。第三，合理设置医疗责任险的保险费费率。要平衡患者、医方、保险公司等多方利益。如保险费过度，医方无力承担，会导致医生进行防御性治疗或者过度治疗，从而导致医患纠纷不断加深。因此，医疗责任保险可根据不同医疗领域的风险高低，采取不同的保险费率。

（2）引进其他机构参与解决医疗纠纷　目前国内医患纠纷处理难度越来越大，正在由行政处理为主体转变为以中间机构、法院判决为主体的模式。患方的自我维权意识增强，处理医疗纠纷时，某些患者家属恶意索赔，再加上媒体的不公正报道，使医院处于不利地位，只能以高额赔偿平息事件，医疗纠纷的赔偿额越来越高。有许多机构在探索解决医疗纠纷的方式，值得借鉴，包括：①在医疗保险责任的基础上设立调节机构，如北京于2004年创建北京卫生法研究会医疗纠纷调整中心，其职责是以医疗保险为基础对医疗纠纷进行调节；②通过人民调解委员会调解医疗纠纷，如陕西省人民调解委员会（不隶属于卫生行政部门）；③成立仲裁委员会医疗纠纷调解处，如天津市的此类机构是通过协商赔偿金额来处理纠纷。

小结：医院人力资源和员工薪酬制度改革是新医改的核心。人事制度改革主张全员聘任上岗，能者上，庸者下，所有员工包括领导都在制度标准和法规下接受监督。医师工资改革采用绩效工作考核制度，合理评估、计算医师的工作量，并结合医疗风险和难度，制定医师工资等级，使医师的工资真正与其所付出的心血和劳动相当。医疗质量管理和医护人员素质是影响医患关系的直接因素，医疗质量监控应加入国际医疗质量认证，端正全院员工的服务态度，提高服务质量，减少医疗事故的发生。落实医疗责任险制度，形成政府、医疗机构、社会、保险公司、司法等多方参与的医疗环境管理制度。在医师的工资和社会认可度提高的同时，医疗队伍也需要纯洁，根据工作量缩减医师人员数量，加强医疗制度管理，提高医护人员整体素质，优化医师形象，彻底纠正医师在老百姓心目中的那些不良形象。

（三）加强公共卫生宣传，普及医学知识，提高民众素养

在维护良好医患关系中，患方（包括患者和家属）也起着重要的作用。因此，加强公共卫生宣传，普及医学知识，提高公民素质，使医患之间相互了解，互相尊重和信任，将是建立和谐医患关系不可缺少的环节。

1. 加强公共卫生宣传， 普及医学文化知识

本研究深入访谈过程中，几乎所有患方和家属，以及大多数医护人员表示，患者和家属因精神卫生知识匮乏，不能很好地配合医护人员的工作，会影响医患关系的建立。一方面，患方不知道精神疾病是怎么得的，

也不知道为什么这个病总是复发，如何控制，非常渴望能有人告诉他们；另一方面，患方由于不懂精神疾病的发生、发展规律，因此会对治疗期望过高，当治疗结果不能如愿时，便难以接受事实。这些日积月累的负面情绪很容易在治疗护理过程中爆发，引起医患冲突。B（医）："医护人员要以专业的精神给予解释，能做到哪些，哪些做不到。加强健康教育，精神病可治，它往往比较严重，是慢性病，需长期治疗，不要过分强调副作用。"D（护）："加大卫生宣传，使老百姓和政府官员重视，了解精神疾病患者，精神病不是神经病。"G（护）："患者期望痊愈，反复问不同的医生，如果一次没有沟通成功他们会将前期的工作都否定。（方法是）多沟通，如感冒治好了是不是还要再犯。"K（护）："确实，家属一来就要求治好。比如治幻听，治不好就问，你们治疗起什么作用。要给家属讲清楚，幻听有能会伴随一生。"L（患）："建议普及精神疾病知识，如抑郁症的原因等，可以社区组织，也可以在学校学习。"N（家属）："了解不多，希望了解是什么原因造成精神疾病的。病人不清楚这个病的原因，如何预防概念不清楚，家属也不敢（跟患者）说，怕起反作用。"《全国精神卫生工作体制发展指导纲要》中指出，到2015年，普通人群的心理健康知识和精神疾病预防知识知晓率应达到80％。但众多学者研究表明，我国公民对精神卫生知晓率偏低。

（1）宣传内容　包括常见疾病的发生原因、发病特点、主要临床表现、愈后转归情况、主要治疗和护理方法以及相关健康教育内容。还包括医疗保险知识、社区公共卫生知识等。

（2）宣传形式　由于民众需求、接受能力、条件、经济水平等不同，因此宣传形式应多样化。第一，电视台宣传。电视宣传是老百姓最容易接受的形式，电视台可以举办不同内容、不同形式的讲座。第二，广播电台宣传。同样是一种比较方便的宣传形式，可设不同的栏目，解答老百姓关心的疾病健康问题。第三，报刊、图书宣传。第四，网络媒体宣传。第五，大学生公益宣传。第六，社区健康促进项目。针对社区居民的特点和需求，发展多种形式的健康促进项目。本课题组负责人于2002～2003年在澳大利亚学习期间，亲自参加了不同的社区项目活动。这些项目是国家给予资金支持，如某地区外来人口比较多，这些外来人的家庭习俗有男人打女人的习惯，因此项目组成员精心设计不同的干预形式阻止这种不良行为，提高妇女的权利和地位。首先她们编制宣传册，然后，组织排练文艺节目，到社区去演出，最终这个项目收到了很好的效果。第六，医院对疾病知识的宣传。患者住院时，他们特别渴望了解自己所患疾病的相关知识，此时是进行宣传的最佳时机。澳大利亚 Bankstown Hospital，各临床科室以小册子的形式为患者及家属准备了相关疾病的预防健康知识：包括常见疾病的概念、特点、表现、治疗、护理、预防等内容。这些小册子短小精悍，图文并茂，通俗易懂，极大地方便了患者和家属。这家医院还提供了当地卫生医疗资源介绍及联系方式。

以上各种宣传内容及形式，应站在患者对信息接收能力的角度，做到形式新颖，内容实用，通俗易懂，讲究实效。政府有关部门应对普及民众医学知识给予高度重视，主动组织、协调各相关部门的工作，协调资金来源，强调宣传工作的公益性，淡化利益性，将宣传医学知识纳入公共卫生内容。提高公民素质，普及医学知识，是维护良好医患关系的内动力。

2. 加强精神文明建设，提高国民素质

（1）尊重、理解医护人员的工作　我们在要求医护人员尊重、关心、照顾患者的同时，也希望患者和家属能适当地了解医护人员的工作性质和特点，从而很好地配合医护人员的工作。由于患方和医方所处的角度不同，所以在遇到医疗问题时，会有很大的意见分歧，例如在诊断患者病情方面，患方认为这种诊断义务是医疗机构必须履行的，医方必须做出正确诊断结果；而医疗机构认为，医学科学的局限性及个体差异性，正确诊断每个患者的病情在理论及实践上都是非常困难的，误诊和漏诊有时难以避免。史俊杰在审理患者死亡案件时，因医院没能诊断出患者死亡的原因，家属认为医院应负有全部责任，后经尸检证明，患者的病在国际上都是罕见的，且死亡率很高。这种医患双方认识上的分歧还会表现在对病情的观察、治疗措施等方面。希望患方每当遇到医疗纠纷案件时，一方面，也要

从医方的角度去思考，由于目前医学本身的局限性，不是所有的病情都能得出正确的诊断，也不是所有的患者都能治愈；另一方面，要端正态度，理智处理医患纠纷。应该承认，某些医疗水平差，缺乏职业道德的医生，在老百姓的心里留下了很坏的烙印。同时我们也应该相信，绝大多数的医护人员对技术精益求精，他们本着救死扶伤，性命相托的高尚医德和情操，坚守在医疗岗位上。当年出生于英国上流社会家庭的南丁格尔不顾父母的阻拦，放弃大笔家业，毅然决然地选择护理事业，目的是想通过护士的努力，来拯救更多人的生命。中国自古就有："杏林春暖""大医精诚"的故事，他们看病不是为了赚钱，而是为了帮助穷人，让更多的人免于疾病的痛苦。目前，成千上万的青年人选择了学医，这实际上就是一种奉献，他们从一进校门就是在"救死扶伤，实行革命的人道主义"以及"全心全意为人民服务"的崇高理想和历史使命鞭策下，刻苦读书，苦练基本功，他们明知医学深奥，是一个高难度、高风险、缺乏预测性的领域，但是他们不肯放弃，大胆地向一个个难题挑战，取得了一个又一个的突破。医学生的平均学历教育和继续教育的时间为10～20年，远远高于其他领域所需时间，但目前医生所得的工资远远和他们的付出不成正比。医生、护士也是普通的人而不是神，他们不是万能的，有些事情也是爱莫能助。他们也是有着七情六欲的肉体之躯，他们家中同样有老人和孩子需要照顾以及生活琐事的烦恼，自己也会有身体不适甚至重病缠身，但他们到了医院，就必须忘记任何烦恼（或者不得不带着这些烦恼），全身心地投入抢救患者生命的工作中。在普通人的眼里，医生懂医学，似乎他们不会生病，也不会请假，当患者着急排队看病时，不会考虑医生的吃饭和休息，这对医生是不公平的。因此，我们有必要呼吁整个社会关心医护人员，对他们的工作多一分理解，尊重他们的人格。既然我们把自己的生命托付给他们，那么就多一分信任，多一分感激之情。本课题组在深入访谈中了解到许多医护人员也希望社会对他们多一分理解。B（医）："要尊重医护人员，他们不是神。"F（护）："多关注医护人员，也关心医护人员内心的感受，社会、公众要理解，医护人员也想把工作做得尽善尽美，但有时患者还是不满意。"G（护）："社会应关注医护人员的工作性质，社会、公安共同关怀精神卫生事业。由于基层条件差，许多医护人员不建议自己的子女学医/护。"K（护）："建议国家重视精神卫生事业，关注医护人员身心健康，对医护人员的工作给予更多的认可，激励干预。"

（2）正确对待精神疾病患者　人们能正确对待精神疾病患者，理解和接纳他们，是社会进步、文明程度提升的体现。精神障碍患者由于精神症状和药物的不良反应而表现异常，容易使公众产生对患者的偏见和歧视。反过来这些社会的偏见和歧视也会影响患者使之产生病耻感，即内心的一种耻辱体验。国外研究显示，精神疾病患者的病耻感会影响其治疗的依从性，降低自尊及生存质量。本研究深入访谈时，医护人员呼吁要大力宣传精神卫生工作，提高全民意识，减轻患者的病耻感。病耻感与受教育程度呈负相关，受教育良好的患者其病耻感要好于受教育少的患者。C（医）："提高精神卫生意识是一个公共问题，应全社会参与，消除对患者的歧视。"P（护）："多宣传，减轻病耻感。这很难，患者和家属都有病耻感，不愿获得相关知识，否认有病，拒绝接受宣传。"第一，加强社会宣传。相关研究显示，目前已证实对减轻病耻感和歧视性态度有效的干预方法是社会接触和教育。精心设计的课程，尤其是将知识传授与社会接触相结合的课程，可以有效减轻精神障碍歧视态度。因此，一方面，在医学、护理学的授课过程中，要加强反歧视教育，与世界范围内的反歧视运动密切相关；另一方面，全社会要加强对精神疾病知识的宣传和教育，影视、媒体要真实地反应精神病医院和精神疾病患者的生活。让人们逐渐了解精神疾病，熟悉精神疾病患者的生活，直至接纳患者及家属。第二，避免医务人员给患者带来病耻感。国外的研究已经证实精神卫生专业人员的医疗行为也会增加患者的病耻感，如不慎重地做出了诊断，药物治疗带来的副作用，对精神疾病预后悲观的态度，强制治疗，忽视患者的权利等。耿笑微调查护理本科学生对精神障碍患者的态度得出结论，护理本科学生总体对精神障碍患者沟通及安全性呈现悲观态度，且表现出一定的感知病耻感。医护人员的这种歧视和偏见态度，以及上述从医行为会随时随地地影响患者和家属，从而加重他们的病耻感。因此医护人员需发自内心地尊重患者，维护患者的权利和尊严，在日常工作中必须注意对待患者的态度，注意沟通技巧，将患者看成是一个有思想、有价值的个体，而不仅仅是精神疾病患者，避免给他们带来或加重病耻感，因为患者对医护人员的态度和评价相当在意和敏感。第三，避免家属给患者带来病耻感。对慢性病患者进行长期照顾者或监护人，由于多年的身心付出，其生活质量和健康水平受到严重的影响。他们经济负担重，有很多潜在的问题存在。需要社会对这些患者和家庭给予支持和帮助。家属长期照顾患者不仅身心疲惫，而且还会存在这样或那样的心理问题，其负面性情绪很容易传递给患者，会加重患者的病耻感。因此，一方面，教育家属需要有充分的心理准备，懂得自己的言行和态度对患者的康复和预后同样非常重要，多给患者正能量，增强其适应生活和回归社会的自信心；另一方面，建议社会和政府对长期照顾者及家庭给予关注，开展多种形式的公益活动，如澳大利亚的"日间服务"项目，即让家属将患者送到医院照顾一天或由志愿者到患者家庭照顾患者一天，使家属能有机会放松一下，做一点自己的事情。

3. 加强法律知识教育，增强国民守法意识

（1）国家已经开始依法治理医疗纠纷　尽管我国关于调整医患关系的法律条文从 1986 年颁布的《民法通则》开始，之后不断调整，出台新的管理方案，但医疗纠纷事件仍不能遏制。根据中国医院协会 2014 年《医院场所暴力伤医情况调研报告》，发生暴力伤医的医院从 2008 年的 47.7％上升到 2012 年的 63.7％。我国真正逐渐步入依法治理医疗纠纷的正轨是从 2012 年开始，2012 年卫生部、公安部发布了《关于维护医疗机构秩序的通告》；2013 年国家卫计委办公厅、公安部办公厅发布了《关于加强医院安全防范系统建设的指导意见》；2014 年最高人民法院、最高人民检察院、公安部、司法部、国家卫计委联合发布了《关于依法惩处涉医违法犯罪维护正常医疗秩序的意见》；2015 年全国人大常委会通过了《刑法修正案（九）》，将聚众扰乱社会秩序，情节严重，致使医疗无法进行，造成严重损失的行为规定为犯罪，即"医闹"等暴力性和非暴力性聚众扰乱医疗秩

序的行为可构成聚众扰乱社会秩序罪，对首要分子和其他积极参与者，可以处以刑罚。由此可以看出我国政府在依法解决医疗纠纷，制止医闹方面的决心，它标志着过去通过非法治思维的"医闹"和非法治方式的"私了"已经结束，取而代之的是以人民调解为基础，专业调解、警民联调、诉调对接相结合的正规解决医疗纠纷形式。

（2）增强公民守法意识　医院可以采取多种形式向患方提供与医患关系相关的宣传信息，如以小册子的形式免费向患方提供有关医保知识（医保报销比例、形式以及自费药品等）、医疗纠纷调解（调解机构的地点及联系方式）、患者的权利（安全及隐私权、投诉）以及相关国家的法律文件等。一旦出现医疗纠纷，患方要理智地配合医院调解机构的工作，如经协商没有结果的，可通过人民调解、仲裁或者诉讼等合法渠道解决争议。医疗纠纷责任未认定前，医疗机构不得随便赔钱息事。据美国朱氏国际卫生管理顾问服务公司首席顾问朱晓伟介绍，出了医疗纠纷，医院门诊部的主任办公室会先与患者或家属充分沟通，如沟通无效，律师便会出面，再由医院的保险管理部门负责调解或出庭应诉。各州的健康署也都设有投诉办公室，可对医生直接罚款甚至吊销其行医执照，有劣迹的医生也会被美国医师协会列入黑名单，从此不会被美国境内的任何医疗机构聘用。俄罗斯的"医闹"事件不多，肇事者主要是精神疾病患者或醉酒的患者，事后会被严格依法惩处。2015年4月，加里宁格勒州小城涅曼的一家医院里，一名醉酒患者殴打护士赔偿15000卢布（约合220.5美元）并处以从事180小时社会服务。本课题深入访谈时，医护人员非常关注社会对医疗环境的管理。G（护）："加强医院安全管理，有的医院被炸，有的酒后到医院乱打乱砸，有的局长打护士。"D（护）："医疗体制改革，国家补贴。医疗机构买保险，由保险公司（第三方）来评估，赔偿患者的损失。"

4. 加强国民信仰教育

生老病死是人生的自然规律，要教育国民树立正确的人生观及生死观，正确看待死亡现象，理性地对待生与死，不要因为过度的惧怕死亡而产生过激的情绪，甚至采用不理性的防卫行为。

小结：维护良好的医患关系也需要患方的积极参与。患方有必要了解医护人员的工作性质，懂得医疗是一个高难度、高风险、难预测的职业。因此，医护人员工作中出现医疗事故是必然而不是偶然，关键是如何做好预防工作，尽量将这种医疗事故的发生率压缩到最低程度。一旦出现医疗纠纷，患方应积极配合医院和社会安排的调解工作，如果对调解结果不满意，可以通过仲裁或法律诉讼等程序解决。一方面政府和医疗机构应为正规途径解决医疗纠纷创造条件，大力宣传普及医学知识、法律知识以及患者的权利，提高公民人文素养和守法意识；另一方面要健全和理顺医疗纠纷管理系统，坚定地执行依法治理医疗纠纷，反对"私了"等平息方式。总之，建立良好的医患关系，需要政府、社会、医疗机构、患方以及司法部门等共同努力。

（四）新闻媒体对医疗事件的报道应客观、公正、真实、全面，尊重科学，鼓励正面宣传医护人员的工作

在我国，大众传媒是意识形态领域社会主义上层建筑，是党领导下的舆论工具，必须始终以为人民服务、为社会主义服务作为基本方针，突出真实性、科学性、与时俱进、引领导向等特点。一个好的医药健康类媒体一定是新闻和科学性兼顾，字字千钧，为生命负责，为读者负责，在构建和谐医患关系中起到舆论监督和健康传播等积极作用。然而近年来，我国有些媒体在医患关系报道方面由于管理疏漏，导向偏颇，不但没起到积极的作用，反而在如履薄冰的医患关系上发挥了推波助澜的负面作用。

1. 媒体报道应公平公正

纪楠、张晓飞选取近两年来"中青在线"网络上205篇关于医患关系方面的报道，5.34%是关于医疗纠纷，医疗事故；6.34%是医院医生自私自利，违规操作；26.34%是医患关系紧张；10.24%是暴力伤医、杀医事件；只有7.32%是赞颂医院或医生关心病患，尽职尽责。官红收集了《新京报》2014年刊登的83篇有关医患关系的报道，19.28%是关于医患矛盾

纠纷；仅有 7.23％是关于模范事迹的。由此可见，媒体在医患关系的宣传报道方面明显倾向于负面性事件，从而在老百姓的心里留下了刻板性印象，即医院不好，医院是恐怖的，医生只顾赚钱而不顾患者的生命安危。由于医患之间在医学知识和信息等方面不对等的特点，人们在媒体的诱导下，习惯于同情弱者，于是便把医患矛盾的责任全部指向医方。久而久之，很容易在老百姓之间产生模仿效应，形成了无形的医患对立，给医患关系之间埋下了极大的隐患。

媒体的作用应该是客观、公正、公平、全面地报道社会上的典型事件，以达到弘扬正气、促进社会和谐进步的目的。媒体作者不应带有个人情绪因素，也不能只为抓住读者的眼球而一味地追求新闻效应。一方面，要典型报道那些事实确凿的负面性事件，给医院和医护人员以警示，要以患者的生命健康为重，要对自己的医疗失误负法律责任；另一方面，媒体在报道冲突、批评、指控或者有争议的事件时，应该让任何被抨击或者被质疑的人有回应的机会，媒体要平等地对待所有的报道对象。事实上，绝大多数的医护人员是接受了多年的医学高等教育，他们以优秀的医学护理专家为榜样，坚守岗位，兢兢业业，以解除患者病痛为职责。在他们之中，有许多可歌可泣、催人泪下的先进事迹。有调查显示，在诸多职业中，医护人员的健康及睡眠状况远不如其他职业。因此，媒体报道要公平，不能只报道负面性事件，它只代表着我国医疗队伍和医护人员工作中极小的部分，而应全面、追踪报道医护人员的工作过程，让读者全面、真实地了解医护人员的工作性质和生活情况。媒体的责任是唤起全社会尊重科学，尊重在你身边，为你看病、服务的医生和护士。本研究在深入访谈中，几乎 100％的受访者同意，媒体报道应公平、公正、全面报道。D（护）："新闻媒体和医疗机构共同客观、多角度、全面、正向地报道事件真相，可拍微电影真实、全面地反映医护人员的工作。"J（医）："（媒体）更应注重人文关怀，报道精神疾病患者的症状，提高识别率，更多地宣传正能量。综合医院没有我们沟通多，我们对待患者像对待亲人一样。"N（家属）："报道只对医院内部报道，（如果对外报道）有的病号看了就学着用暴力对待医院，会伤害其他无辜。"

2. 媒体报道应客观真实

真实、客观地报道现象的本质是新闻媒体的基本原则。然而，近年来，许多关于医药健康类的报道却失去真实性，没有客观、全面地反应现象的本质。这些文章在大众间广泛传播，严重地影响了医生的形象，玷污了医学的神圣，对医患关系影响极坏。这类问题的产生有两种情况，一是有些媒体人或报道的个体不懂医学知识，他们可能只关注问题的某一个侧面或某一个点，然后夸大事实，将其放大。二是某些报道者"只注重炒作以提高发行率或点击率，或因利益驱使进行失实报道，缺乏新闻专业素养和道德"。医学是一个专业性极强的领域，对生命现象、疾病演变以及治疗护理的解释，需要从科学、严谨、动态、发展等多方面给予考虑。然而对事实的片面报道，断章取义是对医学极大的不尊重，是人类文明的倒退。本课题组认为：一方面，媒体人要加强职业道德素质的培养，媒体组织应严肃行业风气，加强对报道质量的管理和监督，大力宣传、普及医学常识，反映老百姓的心声和需求。对为了追求个人利益，不尊重事实刻意炒作，对医患关系造成极坏影响的媒体及个人给予严肃处理。另一方面，加强媒体人对医学知识的学习和培训，医学健康类的记者只有媒体记者证书是不够的，不懂医学知识的记者来报道医学类的新闻免不了带有片面性。因此，建议医学类记者要在医学知识的学习和培训的基础上取得培训证书，或取得第二学历证书。另外，目前人类对医学理论及实践的认识仍有它的局限性，对生命现象中的许多难题仍在研究、探讨中，对治疗方法和检查项目的选择上也会因人而异。媒体人应该认识到医学专业的复杂性、高风险性以及不可预测性，不能将医学的时代局限性都归咎于医护人员，这样不仅是不公平的，更主要的是它违背了医学理论以及事物发展的客观规律，会严重地挫伤广大医务人员的科学研究及大胆创新的积极性，甚至会影响临床医学生对从事本专业工作的信心。本研究深入访谈中，几乎所有受访者均同意媒体报道应客观、真实。C（医）："应公平、公正，从医学的角度客观报道。应将司法部门判定后，定性了的事件报道，应让患方和医方都说话。"Q（医）："只要在医院出了问题，（患方）就要求赔钱，因此医生不愿冒风险治疗。一方面，医生给患者开了很多检查，只怕有遗漏；另一方面，本来手术可以解决问题，又怕出问题，引起不满，所以不愿冒风险尝试。"R（医）："媒体应公开、公正报道，不加主观推测。医学专业性比较强，精神科用药会有使患者猝死的可能。患者活着来了，到医院却猝死了，家属不理解，听者也不理解。医院要求打官司，可有的家属希望私了。卫计委不允许私了。"

3. 加强监管，依法规范新闻媒体的行为

鉴于医患关系问题目前已成为社会焦点问题之一，又由于新媒体（如微博、微信、网络等）迅速发展，因此在报道相关事件时要严格把关，谨慎发稿。建议成立媒体督察机构，对媒体报道的真实性、专业性以及宣传导向等进行监督。并建立媒体的社会责任制度，报道者需对所报道的内容及后果负法律责任。西欧国家媒体社会责任制度对我国当前的媒体社会责任制度的建立具有一定的借鉴作用，如：①瑞典的新闻督察制度：1969年瑞典报纸业评议会成立了新闻督查员公署，监督管理新闻业中违背伦理规范的行为。随后，该制度扩展到北欧各国广泛运用。督察制度在一定程度上约束了媒体权力，时刻提醒媒体并不享有绝对自由，自律性也得到了有效发挥。②西班牙的内部调查员制度：1978年西班牙新闻媒体体系结构随着媒体宪法的颁布有所变化，呈现出报纸、电视、网络多元发展的倾向，民主和自由得以体现。内部调查员是西班牙新闻机构内处理来自大众对组织提出的意见和建议的资深记者，要求对大众的投诉迅速回应及处理，将调查结果给予公布。精神疾病患者在疾病特点、入院管理以及治疗护理方面有着特殊的伦理、法律要求，因此在该类题材的媒体报道方面更应严格把关。"国家应对互联网制定相应的政策或法规，如'约谈十条'的出台对网络谣言、恶意抹黑起到制约作用，让网络更加规范，最终目的是引导各类互联网新闻信息服务单位积极传递正能量，切实担当起网络媒体的责任。"R（医）："网络编辑不负责任，没人惩罚，也不公开道歉，应落实追责。"J（医）："设媒体评审顾问，根据事实，对新闻报道给予把关，不能

手机、网络什么都报。"

近年来，社会及媒体中假医、假药盛行，保健品被吹得神乎其神，这种现象轻者伤财，重者害命。它会促使老百姓产生"仇医"情结，很容易将不满情绪发泄到公立医院的医护人员身上，稍有是由，便借机发挥，扩大事态，影响医患关系。因此，有关部门应加大对非法的医疗宣传及行为的打击力度，创造良好的医疗环境。

小结：媒体对医疗事件的报道是媒体人的权利。然而，医学是一门专业性强、具有高难度、高风险、不可预测性等特点的领域，何况目前医学有很大的局限性。因此，媒体人除具有新闻专业的知识外，还应学习医学及相关法律知识，否则报道难免带有片面性。客观、公正地报道能警示医务工作者加强医德、医术，提高医疗质量；然而片面、不真实地报道会误导民众，影响医生在老百姓心目中的形象。要加强医疗新闻报道工作的管理，报道医疗负面性事件时一定是经医疗鉴定后，有定论的事件，报道前既要采访患方，也要征求医方的意见，客观、全面地报道。鼓励正面报道，因为对医护人员正面宣传是反映医院的常态，负面性事件只是个案。媒体的责任是客观、真实、全面地报道医院的工作情况，既维护患者的权益，也维护医护人员的尊严，监督医护人员的行为，净化医院环境。

改善医患关系措施示意如图 5-2 所示。

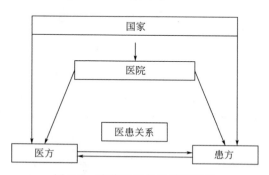

图 5-2　改善医患关系措施示意

注：此处医患关系为狭义概念，即医方指医护人员，患方指患者和家属。医患关系是指医方与患方之间发生关系，但医方与患方均受国家和医院的影响。具体干预措施如下所述。

国家：①公立医院彰显公益性；②医疗资源下沉；③加强基础医疗服务；④医疗保障资金合理投资；⑤加强政府对医疗行业的监督管理；⑥优化媒体宣传报道；⑦加强公共卫生宣传；⑧加强公民的道德修养，增进互相尊重、理解、信任。

医院：①加强医院管理，完善医护人员考核标准；②完善公立医院运行管理体系；③深化医护人员人事改革，提高医护人员工资待遇；④完善医务人员的医疗责任保险工作；⑤改善医院工作环境，方便患者就医。

医方：①加强医德医风修养；②规范医疗行为；③改善服务态度；④提高医疗服务技术。

患方：①理解医院的工作性质；②尊重医护人员的工作；③普及必要的医学知识；④主动配合医护人员的工作。

参考文献

[1] 国务院办公厅关于城市公立医院综合改革试点的指导意见．国发办［2015］38 号，2015，05.

[2] 郑大喜．基于公益性的政府卫生投入与公立医院费用控制［J］．医学与社会，2012（11）：41-44.

[3] 薛惠娟．让京津的医疗资源"下沉"河北［N］．河北日报，2015-05-07012.

[4] 徐雪莲．京津冀区域内医疗资源配置现状及发展对策研究［J］．经营管理者，2015，21：126.

[5] 辛怡，何宁，刘金华．京津冀一体化背景下区域卫生资源配置分析［J］．中国卫生事业管理，2015（06）：443-445.

[6] 周建菊，胡燕生．基于京津冀医疗共建的异地医保报销模式探讨［J］．中国医院，2015（09）：72-73.

[7] 王朝君，仰东萍，郝鹏．破藩篱插翅膀——承德与北京的故事［J］．中国卫生，2015（04）：18-20.

[8] 段惠军．利用京津优势医疗资源提升我省医院医疗水平［J］．乡音，2015（07）：13.

[9] 崔建民，贾世杰，肖建军．我市医疗机构同京津 67 家医院实现对接［N］．保定日报，2015-01-21A02.

[10] 中国卫生．京津冀医疗卫生合作之路［J］．中国卫生，2015（04）：26-27.

[11] 张淑会．将建突发事件协调联动处置等机制［N］．河北日报，2015-06-04001.

[12] 京津冀心血管疾病精准医学联盟正式启动［J］．中国数字医学，2015（07）：106.

[13] 李华芳，刘春琴，厉萍．积极情绪在精神科护士心理弹性与职业倦怠关系中的中介作用［J］．中华护理杂志，2015（09）：1083-1086.

[14] Moylan LB, Cullinan M. Frequency of assault and severity of injury of psychiatric nurses in relation to the nurses' decision to restrain [J]. J Psychiatr Ment Health Nurs, 2011, 18 (6):

526-534.

[15] 谷伟，张敏，邓克文，等．精神科投诉与医疗纠纷的现状分析及对策 [J]．中国民康医学，2012，24（13）：1628-1631.

[16] 郑大喜．基于公益性的政府卫生投入与公立医院费用控制 [J]．医学与社会，2012，25（11）：41-44.

[17] 郑烨，李强．论医疗体制改革中的医患关系 [J]．管理观察，2015（09）：169-170.

[18] 肖鹏，江晓晴．论医患之间的经济对立与化解对策 [J]．中国卫生法制，2016，24（2）：12-15.

[19] 国务院办公厅关于城市公立医院综合改革试点的指导意见（国办发 [2015] 38 号），2015.

[20] 《"十三五"深化医疗卫生体制改革规划》中华人民共和国国家卫生和计划生育委员会，2017-01-10.

[21] 何成森．医患关系的演变对当今医疗卫生事业改革发展的启示 [J]．江淮论坛，2015（02）：117-121.

[22] 美·威廉·哈兹尔延．价廉估优——新加坡医疗的故事 [M]．王丹译．北京：化学工业出版社，2016.

[23] 季卫东，周国权，黄佩蓉，等．发展中国社区精神卫生服务体系的思考 [J]．中国卫生资源，2011，14（04）：245-247.

[24] 高博，任晓晖，刘丹萍，等．成都市社区精神卫生服务现状调查 [J]．现代预防医学，2010，37（06）：1051-1052，1054.

[25] 李继学．医改：探索中国式解决之道 [N]．中国财经报，2012-03-15.

[26] 黄先娥．香港地区社区精神卫生服务模式介绍 [J]．护理学杂志，2010，25（18）：73-74.

[27] 马硕，关丽征．日本社区精神卫生服务模式及思考 [J]．医学与哲学（A），2015，36（12）：55-57，71.

[28] 季卫东，昌红芬，方文莉，等．关于建设有中国特色社区精神卫生服务体系的思考 [J]．临床身心疾病杂志，2008，14（06）：543-545.

[29] 邓大松，郭婷．我国医疗保障中政府角色与责任研究 [J]．政治与公共管理，2016，139（04）：44-48.

[30] 安小芳，习应宜，王小莉，等．医院医保办医患纠纷发生原因探析及应对措施思考 [J]．中国医学伦理学，2016，29（06）：966-968.

[31] 高博．关于医院医疗保险管理工作中的重要环节分析 [J]．现代经济信息，2016（17）：104.

[32] 王景明．医院管理新模式 [M]．第 2 版．北京：人民军医出版社，2015.

[33] 王维利．治疗性沟通系统 [M]．北京：人民卫生出版社，2013.

[34] 杨长青. 再造医酬 [M]. 北京：化学工业出版社，2015.

[35] 方振邦. 医院绩效管理 [M]. 北京：化学工业出版社，2016.

[36] 刘莉莉. 避免过度医疗，同样靠制度 [N]. 新华每日电讯，2014-08-07（003）.

[37] 朱婧. "一分钱处方"为何成热新闻 [N]. 云南日报，2013-02-06（009）.

[38] 霍添琪，孙晓宇，孙佳璐，等. 和谐社会下医患关系现状分析及对策探讨 [J]. 中国医疗管理科学，2016，6（02）：66-69.

[39] 贺昊. 医保总额控制与医患关系（上）[N]. 医药经济报，2013-10-16（011）.

[40] 丛玉华. 三院士的医患关系实验 [N]. 中国青年报，2015-06-24（12版）.

[41] 陈富贵. 我国医疗责任保险的发展建议 [J]. 时代金融，2016，11（32）：267，270.

[42] 苗京楠，张建，王晓燕，等. 基于实证研究的医疗风险分担与医患信任关系分析 [J]. 中国卫生法制，2016，24（01）：15-18.

[43] 张立. 美日医疗纠纷防范措施处理经验对我国的启示 [J]. 中国城乡企业卫生，2016（08）：50-52.

[44] 徐亮，朱秀恩，程跃华. 医疗责任险若干问题分析及对策 [J]. 医学与法学，2016，8（03）：29-31.

[45] 袁雪石. 医疗责任保险：医患关系的减压阀 [N]. 检察日报，2009-01-12（006）.

[46] 张荣，张雷，杨青健，等. 承德市某校医学生精神卫生知识知晓率的调查与分析. 2016，24（4）：497-500.

[47] 史俊杰. 医疗纠纷案件中行业规范与法律规范之冲突 [J]. 南京医科大学学报（社会科学版），2007（03）：186-189.

[48] 周英，潘胜茂，赵春阳，等. 精神病患者病耻感对其生存质量的影响 [J]. 重庆医学，2015，44（10）：1349-1351.

[49] 耿笑微. 护理本科学生对精神障碍患者态度的调查分析 [J]. 中华护理杂志，2015，50（10）：1217-1221.

[50] 易嘉龙，刘津，郭金华，等. 267名精神卫生专业人员对重性精神病的病耻感认知 [J]. 中国心理卫生杂志，2011，25（08）：602-603.

[51] 周建裕. 医疗纠纷的法治反思 [J]. 医学与哲学（A），2016（09）：67-71.

[52] 李晓宏. 国外预防解决医患矛盾一瞥 [N]. 人民日报，2015-09-01（022）.

[53] 记楠，张晓飞. 媒体在医患关系报道中的误区及对策. 中青在线，2015-02-17：27-28

[54] 官红. 媒体医患关系报道框架分析—以《新京报》为例 [J]. 濮阳职业技术学院学报，2016，29（01）：158-160.

[55] 李晓飞. 媒体在医疗关系报道中的误区及对策 [N]. 新闻实践，2015-01.

[56] 余妍. 合理利用媒体报道构建和谐医患关系 [J]. 今传媒，2013（09）：154-155.

［57］邵一鸣，孙玉盼，宋静，等．医患关系的媒体舆情对临床医学生的影响［J］．中国医学伦理
学，2016，29（05）：864-867.

［58］钱维玲．医患关系事件报道中的媒体社会责任研究［D］．西安：西安工程大学，2016.

［59］罗桂华．媒体失实报道对医患矛盾的影响［J］．医学与社会，2016，29（04）：53-54，66.